Dieta

Una guía completa para la pérdida de peso y el bienestar en la dieta mediterránea

(Su guía esencial para vivir el estilo de vida de la dieta mediterránea)

Ezequiel Campos

TABLA DE CONTENIDO

Frotada El Salmón Al Curry 1

Pasta De Pollo Griego 3

Pollo Al Limón.. 6

Pollo Del Mediterráneo Con Pimienta Cereza .. 8

Vegetales Mixtos Del Mediterráneo............... 11

Ensalada De Calabacín Norteafricana............. 13

Vegetales Con Medallones De Queso............. 15

Ensalada De Hinojo.. 17

Ensalada De Aguacate 20

Recetas Del Desayuno 22

Yogur Griego De Frutas En Capas 22

Huevos En El Purgatorio A La Puttanesca 23

Focaccia De Romero Y Aceitunas..................... 25

Molletes Capuchino.. 26

Picadillo De Garbanzos 27

Pollo Del Mediterráneo 29

Peces Mediterráneos.. 31

Kale Mediterránea.. 33

Ensalada De Pasta Mediterránea 35

. ... 36

Ensalada De Zanahoria Tunecina................... 38

Ensalada Griega Clásica 40

Ensalada César Ligera 42

Ensalada De Berenjena Marroquí................. 44

Ensalada De Atún Tunecino.......................... 46

Ensalada Recién Cortada Con Aderezo De Nuez 48

Ensalada Española Simple 50

Ensalada De Perejil Y Cuscús 52

Tortilla De Calabacín.................................... 54

Sopa De Vegetales Tuniciana........................ 56

Sopa Minestrones Con Zapallos Y Papas 58

Sopa Pistou.. 60

Sopa De Habas A La Menta........................... 61

Pavo Asado Con Ajo Y Hierbas...................... 62

Verduras Asadas Griegas (Briam) 65

Giro De Albóndigas De Pavo Griego Con Tzatziki 71

Huevos En El Purgatorio A La Puttanesca 74

Focaccia De Romero Y Aceitunas................... 76

Molletes Capuchino.................................... 78

Picadillo De Garbanzos 80

Tortilla De Calabacín................................. 82

Gnoquis Con Camarones Y Espárragos 84

Marsala De Cerdo..................................... 87

Pasta Penne Con Pollo En Salsa De Ajo........... 90

Pollo Y Arroz Salvaje Con Verduras................ 93

Filetes De Pescado..................................... 96

Ensalada De Pasta Mediterránea 98

Sándwich De Queso Mediterráneo................ 99

Recetas Para La Cena................................ 101

Salmón Pavés 101

Pastel De La Isla Creta 103

Mesclun Con Pollo...................................... 105

Salmón Al Horno Con Salsa De Cilantro Al Ajo 107

Albóndigas Griegas Al Horno 109

Estofado De Garbanzos Al Estilo Español 113

Sopa De Vegetales Tuniciana....................... 116

Sopa Minestrones Con Zapallos Y Papas 118

Sopa Pistou... 120

Sopa De Habas A La Menta 121

Carne Picada Desmenuzada Con Cuscús De Tomate Y Espárragos 123

Pargo A La Parrilla O Halibut 125

Pan Plano Con Espinacas Y Feta 127

Orzo Y Vieiras 130

Verduras Asadas Al Estilo Mediterráneo 132

Paletas De Leche De Fresa 134

Calabaza Butternut Con Lentejas Y Quinoa .. 135

Camarones Al Limón Y Ajo Con Guisantes Y Alcachofas 138

Pescado Al Horno Mediterráneo Con Tomates Y Alcaparras 141

Berenjena A La Brasa Al Estilo Griego 143

Cazuela De Patatas A La Egipcia 146

Recetas Para El Almuerzo 149

Ensalada De Farro 149

Torta De Vegetales Mediterránea 151

Pan Untado Con Crema De Atún 154

Filetes De Pescado 155

Ensalada De Pasta Mediterránea 157

Sándwich De Mozzarella Y Tomate 158

Lubina Mediterránea A La Plancha 160

Pollo Agridulce Mediterráneo 164

Ensalada De Verano De Camarones Y Albahaca 166

Pollo A La Plancha Y Ensalada Griega 168

Sándwich De Queso Mediterráneo 170

Recetas Para La Cena 172

Salmón Pavés 172

Frotada El Salmón Al Curry

Ingredientes:

- Arroz integral: 1 taza
- Sal: según el gusto
- Pimienta: según el gusto
- Repollo de Napa: ½ taza
- Libra de zanahoria: 1
- Menta hojas: hasta ½
- Limón: ¼ taza
- Aceite: 2 cucharadas
- Filetes de salmón •: 4
- Curry en polvo: 2 cucharadas

Indicaciones:

1. Para el arroz:
2. Tome una cacerola y colóquela a fuego medio alto.
3. Agregar 2 tazas de agua y déjela hervir.
4. Una vez que las burbujas comienzan a aparecer, añadir el arroz.
5. Arroz de temporada con sal según deseo.

6. Arroz remover con una cuchara de madera para asegurarse de que no se peguen a la base.
7. Cubra la cacerola y deje arroz cocinar hasta que estén tiernas.
8. Salmón:
9. Repollo finamente lindo en tiras y agregarlos en un tazón.
10. Agregue las zanahorias finamente cortadas en el recipiente junto con la mente.
11. Pour recién exprimido de limón y aceite.
12. Condimente las verduras con sal, así como la pimienta.
13. Tirarla bien para que verduras están bien recubiertas y mixtos.
14. Tome un asador y colóquelo sobre el calor.
15. Tome un papel de aluminio y coloque con suavidad el salmón.
16. Retire el polvo de curry y Frótalo suavemente sobre el salmón.
17. Sazonar con sal & pimienta en los ambos lados.
18. Deje que los peces asar durante 8 minutos.

Porción:

- Tomar un plato cuadrado y servir arroz en la base de todo. Añadir en la parte superior el arroz junto con ensalada de salmón en el lado.

Pasta De Pollo Griego

Ingredientes:

- Pasta: 16 onzas
- Cebolla roja: 1 ½ cucharada (picada)
- Aceite de oliva: ½ cucharadita
- Pollo deshuesado: 2 ½ onzas
- Ajo: 3 dientes
- Tomate: 1
- Queso feta: 1 ½ cucharada
- Perejil: 1 ½ cucharadita
- Limón: 1
- Orégano: ¼ de cucharadita
- Sal: A gusto
- Pimienta: A gusto

Indicaciones:

1. Para la pasta:
2. Toma un pequeño recipiente lleno de agua y mantenerla a fuego alto.
3. Espere hasta que el agua comience a hervir.
4. Agregue la pasta al agua caliente hirviendo y revolver para asegurarse de que no se pegue a la base de la olla.

5. Vaciar el agua de la pasta y mantenerla bajo agua fría durante un rato.
6. Agregue 2 cucharaditas de aceite vegetal.
7. Para el pollo:
8. Tomar una sartén grande y colóquelo sobre fuego mediano en la estufa.
9. Añadir aceite de oliva y dejar calor durante un tiempo.
10. Añadir el ajo y sofreír durante 1 minuto.
11. Agregue la cebolla picada hasta que se vuelve luz dorada.
12. Cortar el pollo en cubitos y agregarla a la sartén.
13. Revuélvelo hasta que el pollo esté cocido es decir, 5 minutos.
14. Cortar el tomate en cubos pequeños y agregarlo al pollo.
15. Revuelva después de frecuentes intervalos hasta que el tomate es tierna y suave.
16. Agregue orégano y jugo de limón y mezclar bien.
17. Agregue queso rallado en la sartén añadir textura lisa.
18. Porción:
19. Agregue la pasta cocida en la base de un plato.
20. Usando una cuchara grande, agregue el pollo de la sartén.
21. Decorar con perejil fresco.
22. La pasta está lista para servir.

Pollo Al Limón

Comer sano es una de las mejores cosas que hacer. Pasado eran los días cuando la gente no estaba muy consciente sobre el concepto de comer comida sana. Ahora con el avance en el mundo, la gente está consciente de que necesitan cuidar su salud que sólo será posible si se comen alimentos saludables. Hay un montón de cosas que forman parte de los alimentos sanos. Anteriormente la gente solía pensar que vivo en la fruta estaba sano. Sin embargo, dieta mediterránea ha cambiado ampliamente este concepto de la gente. Hoy, las cosas orgánicas enteras cocido luz son parte del estilo de vida saludable que cada individuo debe adoptar. Pollo al limón es un famoso plato Mediterráneo que se puede hacer por la siguiente receta mencionado a continuación:

Ingredientes:

- Aceite de oliva: ¼ taza
- Limón: 2
- Ajo: 4 dientes
- Orégano: 1 cucharada
- Sal: ¾ de cucharadita
- Pimienta: ½ cucharadita
- Pechuga de pollo: 4
- Rojo patatas: 8 (patatas baby)
- Pimiento rojo: 1
- Cebolla roja: 1

Indicaciones:

1. Precaliente el horno a 200 grados C.
2. Tome un medio tamaño tazón de fuente y lugar de pechuga de pollo en él. Asegúrese de que el plato es caja fuerte del horno.

3. En otro recipiente, agregue aceite de oliva, exprimir el limón, añadir ralladura de un limón, ajo machacado, sal & pimienta según el gusto junto con orégano
4. Suavemente vierte el aderezo sobre la pechuga de pollo uniformemente.
5. Bien cortados pimiento en tiras pequeñas y agregarlos en un tazón.
6. Agregue aproximadamente cebolla rebanada y añadirlo a la taza así.
7. Finamente rebanada de limón y añadirlo a la taza.
8. Jugo de limón espolvorear de recién exprimir limón.
9. Mézclelo bien.
10. Coloque suavemente patatas baby en la pechuga de pollo.
11. Ahora, vierta la mezcla de pimiento rojo sobre las patatas.
12. Hornee el pecho en el horno durante al menos 30 minutos o hasta que el pollo esté bien tierno.
13. Porción:
14. Servir en el mismo plato junto con arroz para agregar sabor extra.

Pollo Del Mediterráneo Con Pimienta Cereza

Comer algo sano y delicioso son no son dos cosas separadas. Todos pueden comida deliciosa pero sana ingesta para servir a su apetito. La dieta mediterránea es popularmente conocido por traer la combinación perfecta de la comida sana y deliciosa comida única. Siguiente es la receta del Mediterráneo increible pollo con pimienta cereza que es sano y persistir lame delicioso.

Ingredientes:

- Muslos de pollo: 4 onzas (con piel)
- Pimienta negra: ½ cucharadita
- Sal: según el gusto
- Comino: ¼ de cucharadita
- Cereza pimientos: 3
- Salchichas: 1 onza
- Aceite de oliva: 1 cucharadita
- Cebolla: 1
- Ajo: 8 dientes
- Herbes-de-Provence: ½ cucharadita
- Pimiento rojo: según el gusto
- Pepperoncini pimientos: 3 cucharada
- Caldo de pollo: media taza
- Olives de Kalamata: 1 ½ cucharada
- Albahaca: ½ cucharadita
- Orégano: ½ cucharadita
- Mejorana: teaspoom ½

Indicaciones:

1. En primer lugar, precaliente el horno a 175 grados centígrados.
2. Muslos de pollo de temporada con el comino, pimienta negra y sal en un tazón.
3. Manténgala aparte para condimentar para desarrollar sabores.
4. Tome embutidos y suavemente las cosas en el pimiento cerezo.
5. Mantenga la cereza pimienta a un lado.
6. Coloque una bandeja en el horno y agregar aceite de oliva a calentar.
7. Coloque suavemente los muslos de pollo en la sartén.
8. Los calentar durante unos 5-6 minutos por cada lado hasta que se vuelven marrones.
9. Retire la cacerola de la estufa.
10. En otra cacerola, agregue la cebolla hasta que estén bien caramelizado.
11. Agregue ajo reduciendo el calor.
12. Remover el ajo durante 2 minutos y añadir herbes-de-Provence junto con pimiento rojo (escamas trituradas.
13. Agregue pepperoncini y continúe a agitar durante 2 minutos antes de quitar el calor.
14. Coloque ya marrón pollo en las opiniones y verter el caldo de pollo encima.
15. Esparcir aleatoriamente aceitunas junto con los pimientos cerezos con salchichas en el pollo.

16. Reduzca el fuego a medio y deje cocinar a fuego lento.
17. Cubrir con una lámina de aluminio y asar en el horno recalentado.
18. Déjalo cocer durante 1 hora.
19. Porción:
20. Sírvelo caliente de inmersión con guarnición de albahaca, mejorana y orégano.

Vegetales Mixtos Del Mediterráneo

TIEMPO DE PREPARACIÓN: 10 MINUTOS. HACE 4-6 PORCIONES

Ingredientes

- 6 tazas de verduras mixtas frescas surtidas
- 1 cebolla roja pequeña, cortada en rodajas finas y separada en anillos
- 20 tomates cherry firmes, cortados por la mitad
- ¼ taza de nueces picadas
- ¼ taza de arándanos secos
- Queso feta desmenuzado (opcional)
- Pimienta recién molida a gusto
- *Para el aderezo*:
- 2 cucharadas de vinagre balsámico
- 4 cucharadas de aceite de oliva extra virgen
- 1 cucharada de agua
- ½ cucharadita de orégano seco triturado
- 2 dientes de ajo fresco, finamente picados

Instrucciones

1. En una gran ensaladera, combine las verduras, cebolla, tomates, nueces y arándanos. Lance suavemente.
2. **Aderezo:**
3. Combina el vinagre, el aceite de oliva, el agua, el orégano y el ajo; agítalo bien. Vierte el

aderezo sobre la ensalada y tíralo ligeramente para cubrirla.
4. Adorne con queso feta, si lo desea, y pimienta al gusto.

Datos nutricionales:

- Aprox. 140
- calorías por porción;
- 2g de proteína,
- 12g de grasa total,
- 1g de grasa saturada,
- 0 grasa trans,
- 6g de carbohidratos,
- 0 colesterol,
- 47mg de sodio,
- 1g de fibra

Ensalada De Calabacín Norteafricana

TIEMPO DE PREPARACIÓN: 22 MINUTOS. HACE 4 PORCIONES

Ingredientes

- 1 libra de calabacín verde firme, cortado en rodajas finas.
- Jugo de un limón grande
- 2 dientes de ajo fresco, finamente picados
- ½ cucharadita de comino molido
- 1 cucharada de aceite de oliva extra virgen
- 1½ cucharadas de yogur natural bajo en grasa
- Sal y pimienta recién molida a gusto
- Perejil finamente picado para adornar
- Queso feta desmenuzado (opcional)

Instrucciones

1. Cocine al vapor los calabacines hasta que estén crujientes y tiernos, aproximadamente de 2 a 5 minutos. Enjuague bajo agua fría y escúrralo bien. En una gran ensaladera, mezcla el jugo de limón, ajo, comino, aceite de oliva, yogur, sal y pimienta al gusto. Añade calabacines y mézclelos suavemente.
2. Enfríe en el refrigerador de 45 minutos a 1 hora antes de servir. Adorne con perejil y queso feta, si lo desea.

Datos nutricionales:
- Aprox. 66
- calorías por porción;
- 4g de proteína,
- 4g de grasa total,
- <0.5g de grasa saturada,
- 0 grasa trans,
- 6g de carbohidratos,
- 0 colesterol,
- 22mg de sodio,
- 1g de fibra

Vegetales Con Medallones De Queso

TIEMPO DE PREPARACIÓN: 25 MINUTOS. HACE 6 PORCIONES

Ingredientes

- 6 onzas de queso de cabra suave, estilo tronco.
- ½ taza de aceite de oliva extra virgen, dividido por la mitad
- ¼ taza de migajas de pan sin relleno
- 2 cucharadas de ajo recién machacado
- Aceite de oliva en aerosol de cocina
- 6 tazas (aproximadamente 16-18 onzas) de verduras mixtas como la escarola, la lechuga de hoja roja y verde, la achicoria y la escarola, lavadas y bien secadas
- 1 taza de tomates cherry cortados por la mitad
- 2 cucharadas de vinagre de vino tinto
- 2 cucharaditas de mostaza de Dijon
- Sal y pimienta recién molida a gusto
- Nueces finamente picadas (opcional)

Instrucciones

1. Precalentar la parrilla. Cortar el tronco de queso de cabra en 6 trozos iguales y colocar los medallones de queso en un bol que

contenga ¼ taza de aceite de oliva; mezcla ligeramente movida.
2. Transfiera los medallones de queso cargados de aceite a un recipiente que contenga una mezcla de pan rallado y ajo machacado. Cubra los medallones por ambos lados con pan rallado y mezcla de ajo.
3. Rocíe ligeramente una bandeja de hornear con aceite de cocina y coloque los medallones en la bandeja; ase hasta que estén dorados y crujientes, 1-2 minutos por cada lado. Mezcla las verduras con los tomates, divídelas en 6 porciones y cubre cada porción con un medallón de queso. Combine el resto de ¼ taza de aceite de oliva, vinagre de vino tinto y mostaza de Dijon en una botella y agítelo para mezclarlo bien.
4. Rocie la mezcla sobre las ensaladas. Añade sal y pimienta al gusto. Adorne con nueces, si lo desea, antes de servir.

Datos nutricionales:

- Aprox. 204
- calorías por porción;
- 6g de proteína,
- 25g de grasa total,
- 6.9g de grasa saturada,
- 0 de grasas trans,
- 6g de carbohidratos, 0 de colesterol, 159mg de sodio,

- 1g de fibra

Ensalada De Hinojo

Ingredientes

- 1 diente grande de ajo fresco, cortado por la mitad
- 1 bulbo de hinojo grande, cortado en rodajas finas
- ½ Pepino inglés, en rodajas finas
- 1 cucharada de cebollino fresco picado
- 8 rábanos grandes, cortados en rodajas finas
- 3 cucharadas de aceite de oliva extra virgen
- 2½ cucharadas de jugo de limón recién exprimido
- Sal y pimienta recién molida a gusto
- Aceitunas mixtas marinadas (opcional)

Instrucciones

1. Frota el interior de un gran tazón con ajo. Añade hinojo, pepino, cebollino y rábanos.
2. En un tazón separado, bata el aceite de oliva, el jugo de limón fresco y la sal y la pimienta a gusto.
3. Vierta la mezcla de aceite de oliva sobre la ensalada y mézclela. Adorne con aceitunas marinadas, si lo desea.

Datos nutricionales: Aproximadamente

- 76 calorías por porción;
- 0 proteína,
- 10g de grasa total,
- 1g de grasa saturada,
- 0 grasa trans,
- 3g de carbohidratos,
- 2mg de colesterol,
- 20mg de sodio,
- 1g de fibra

Ensalada De Aguacate

Ingredientes

- 1 aguacate grande y maduro, deshuesado y pelado
- 1 taza de tomates cherry cortados por la mitad
- 2 cucharadas de perejil fresco picado
- 1 cebolla pequeña, finamente picada
- ½ pimiento picante pequeño, finamente picado (opcional)
- 2 cucharaditas de jugo de limón fresco
- Sal y pimienta recién molida a gusto

Instrucciones

1. Corta el aguacate en trozos del tamaño de un bocado. Combina tomates, perejil, cebolla, pimiento picante y zumo de lima.
2. Mezclar bien; añadir sal y pimienta al gusto. Añade el aguacate y mézclalo suavemente.
3. Dividir en 3 porciones iguales y servir.

Datos nutricionales:

- Aprox. 130 calorías por porción;
- 2g de proteína,
- 10g de grasa total,
- 2g de grasa saturada,
- 0 grasa trans,

- 10g de carbohidratos,
- 0 colesterol,
- 110mg de sodio,
- 4g de fibra

Recetas Del Desayuno Yogur Griego De Frutas En Capas

El yogur griego es alto en proteínas esto significa que ayuda al aumento de la tasa metabólica y la reducción del hambre. También contiene vitamina B12 que ayuda a prevenir la anemia y a mantener sanas las neuronas y los glóbulos sanguíneos. El yogur griego es bajo en azúcar y lactosa y promueve un sistema digestivo saludable.

Ingredientes

- ¾ taza de yogur Griego sabor vainilla
- 2 tazas de duraznos y ciruelas cortadas en trocitos
- ¾ taza de cereal de arroz
- 2 cucharadas de almendras y nueces picadas
- 1 cucharada de lino molido
- 1 cucharada de miel

Indicaciones:

1. En un vaso alto armar las capas. Primero el yogur, luego el cereal, la fruta, las nueces y almendras, el lino y a miel y armar 2 o 3 capas dependiendo del tamaño del vaso que se utiliza.
2. Refrigerar por unas 5 horas.

Huevos En El Purgatorio A La Puttanesca

Las aceitunas negras contienen grasas saludables mono insaturadas que reducen el colesterol malo. Contienen fibra, vitamina A y hierro.

Ingredientes

- 2 cucharadas de aceite de oliva
- 2 dientes de ajo picados
- ¼ taza de perejil picado
- 2 cucharadas de aceitunas negras cortadas por la mitad (sin carozo)
- 1 cucharada de alcaparras
- 1 filete de anchoa
- 1 cucharadita de oréganos
- 1 tomate cortado en cuadraditos
- 4 huevos
- ¼ taza de queso parmesano

Indicaciones:

1. Caliente el aceite de oliva a fuego moderado una sartén y combine el perejil, el ajo, la anchoa y el orégano, revuelva constantemente por 1 o 2 minutos. Agregue

el tomate y baje el fuego y revuelva constantemente por unos 5 minutos.
2. Con una cuchara de madera haga 4 agujeros en esta salsa y rompa los huevos en cada uno de ellos. Cocine por unos minutos más hasta que los huevos estén cocidos a su gusto. Rocíe con el queso parmesano y sirva.

Focaccia De Romero Y Aceitunas

Ingredientes

- 1 tazas ½ de harina
- 2 cucharadas de levadura seca
- 1 cucharada de orégano
- 2 cucharaditas de sal
- 1 cucharada de azúcar
- 2 tazas de agua tibia
- 1/3 taza de aceite de oliva
- 2/3 tazas de aceitunas negras sin carozo
- 2 cucharadas de romero picado

Indicaciones:

1. Pre-caliente el horno a 375F (190C).
2. Mezcle la harina , la levadura, el orégano, el azúcar, aceite de oliva y la sal. Formar una masa y agregar el agua. Cubrir la masa con un repasador tibio y dejarlo por 1 hora.
3. Colocar en una fuente para horno la masa apretando suavemente con los dedos para que quede pareja. O si prefiere arme galletas individuales con las manos (como se muestra en la foto)
4. Presione con los dedos las aceitunas dentro de la masa junto con el romero

5. Cocine por 1 hora.

Molletes Capuchino

Ingredientes

- 2 tazas de harina
- 1 cucharadita de polvo de hornear
- Una pizca de sal
- ½ taza de azúcar marrón
- 1 huevo
- ½ taza de crema
- 1 taza de café expreso

Instrucciones

1. Pre-caliente el horno a 375F (190C).
2. Enmanteque la fuente para molletes
3. Combine en un recipiente la harina, el polvo de hornear y la sal y mezcle bien.
4. Agregue la harina y el azúcar.
5. Bata en un recipiente el huevo y la crema con una batidora de mano
6. Agregue esta crema a la mezcla anterior, agregue el café y revuelva lentamente. Bata todo con la batidora de mano.
7. Cocine por 20 minutos.

Picadillo De Garbanzos

Ingredientes

- 425 gramos de garbanzos escurridos, enjuagados y secados
- 3 cucharadas de aceite de oliva
- ½ cucharadita de sal
- 2 cucharaditas de pimentón
- 1 cucharada de perejil picado
- 1 zanahoria cortada en cuadraditos
- 1 rama de apio cortada en cuadraditos
- ½ cebolla picada
- 1 diente de ajo picado
- ½ taza de caldo de verduras
- 2 huevos
- Pimienta a gusto

Indicaciones:

1. Calentar 2 cucharadas de aceite de oliva en una sartén a fuego moderado. Agregue los garbanzos y la sal. Cocine por 10 minutos y revuelva constantemente.
2. Retire los garbanzos de la sartén y colóquelos en un recipiente con el pimentón y el perejil. Revuelva

3. En la misma sartén coloque 1 cucharada de aceite de oliva agregue la zanahoria, el apio, la cebolla y el ajo y sofría por 5 minutos.
4. Incorpore a esta sartén los garbanzos y mezcle bien. Agregue el caldo de verduras, revuelva ocasionalmente y cocine hasta que el caldo se evapore.
5. En una sartén prepare los huevos fritos con aceite de oliva.
6. Sirva los garbanzos con los huevos encima.

1.

Pollo Del Mediterráneo

Ingredientes:

- Aceite de oliva: 2 cucharadas
- Vinagre: 2 cucharadas
- Pollo: 3 pechos
- Ajo: 3 dientes
- Cebolla: ½ taza
- Tomates: 3
- Tomillo: 2 cucharaditas
- Albahaca: 1 cucharadita
- Olives de Kalamata: ½ taza
- Perejil: ¼ taza
- Sal: según el gusto
- Pimienta: según el gusto

Indicaciones:

1. Tome una cacerola de la parrilla de tamaño mediano y colocarlo sobre el fuego mediano.
2. Añadir aceite de oliva a la sartén y dejar calentar durante 1 minuto.
3. Añadir pechuga de pollo y saltear cada lado durante 5 minutos, hasta que se doren.
4. Retire el pollo de la sartén y mantenerlo a un lado.
5. Toma otro recipiente y colóquelo a fuego alto.
6. Añadir aceite de oliva y dejar calentar durante algunos segundos.

7. Añadir el ajo y la cebolla en la sartén.
8. Saltear durante 4 minutos.
9. Picar tomates y agregarlos en la sartén.
10. Esperar 3-4 minutos hasta que veas hervir en la sartén.
11. Agregar vinagre y deje cocinar a fuego lento durante al menos 10 minutos.
12. Espolvoree tomillo y dejar que el simmer continúe otros 5 minutos.
13. Añadir ya el pollo asado a la sartén.
14. Cocine pollo hasta que esté tierna.
15. Agregar aceitunas y revolver suavemente.
16. Agregue sal y pimienta según el sabor.
17. Porción:
18. Sirva el pollo en un plato y decorar con perejil fresco picado.

Peces Mediterráneos

La vida es hoy trata de cuidar bien de sí mismo. Con el fin de vivir una perfecta es importante que todo el mundo debe buscar los caminos que pueden llevar al estilo de vida saludable. Cuando se trata de estilo de vida saludable, cambiando los hábitos alimenticios es una de las partes muy importantes de ella. Comer saludable no significa que uno tiene que comer alimentos blandos. La comida saludable hoy en día, resulta ser muy deliciosa. Hay un montón de diferentes dietas introducido que ayuda a las personas a lograr su meta de vivir una vida sana. Dieta mediterránea también vale la pena intentarlo como viene con los sabores bien y resultados perfectos. Pescados y mariscos son una de las partes más importantes de esta dieta. A continuación es una receta fácil de los peces mediterráneos clásicos que todos deben tratar.

Ingredientes:

- Filetes de pescado: 4
- Condimento griego: 1 cucharadita
- Tomate: 1
- Cebolla: 1
- Aceitunas Kalamata: 5 onzas
- Alcaparras: ¼ taza
- Aceite de oliva: ¼ taza
- Limón: 1
- Sal: como deseado
- Pimienta: tan deseado

Indicaciones:

1. Encienda el horno para precalentarlo a 175 grados C.
2. Tome una hoja de alimimuion y suavemente coloque el filete de pescado en ella.

3. Aderezo Griego de uso a ambos lados del filete de la temporada.
4. Picar tomate finamente y agregarlos en un tazón.
5. Agregar cebolla finamente picada en el recipiente.
6. Añadir aceitunas y alcaparras al recipiente.
7. Sazone con sal, así como pimienta, según el sabor requerido.
8. Vierta aceite uniformemente en el recipiente.
9. Exprima un limón pequeño y mezcla bien hasta que todas las verduras están cubiertas con el condimento.
10. Cuchara suavemente la mezcla del tomate sobre filete.
11. Usar papel de aluminio crea un pocked sellando sus bordes.
12. Cueza al horno en el horno ya caliente durante al menos 30-40 minutos.
13. Porción:
14. Servir directamente al horno con salsa de Chile.

Kale Mediterránea

Para disfrutar de buena calidad de vida, es importante que todo el mundo debería echar un vistazo a su estilo de vida. Exigencias de la vida saludable para el estilo de vida saludable. Alimentos siendo una parte muy importante de la vida juega un muy importante en la vida de la adopción de un estilo de vida saludable. Esta es la razón por la que se recomienda que todo el mundo debe comer alimentos saludables. La dieta mediterránea es muy importante que puede conducir al estilo de vida saludable. Lo mejor de la dieta mediterránea es que hay un montón de recetas saludables de los cuales uno puede elegir comer diariamente. Kale mediterránea es una de esas recetas saludables que todos deben tratar.

Ingredientes:

- Kale: 12 tazas
- Limón: 1 grande
- Aceite de oliva: 1 ½ cucharada
- Ajo: 3 dientes
- Salsa de soja: 1 cucharadita
- Sal: según gusto
- Pimienta: a gusto

Indicaciones:

1. Tome una cacerola y colóquela a fuego medio.
2. Tome un vapor e introdúzcalo en la cacerola.
3. Vierta agua a la salsa hasta que cubre la base de vapor.
4. Deje que el agua a hervir.
5. Añadir kale en la cacerola y cubrirla.
6. Deje que el kale de vapor durante 10 minutos o hasta que estén tiernos.

7. Tome un tazón grande y exprimir un limón grande en él.
8. Agregue aceite de oliva al limón.
9. Picar ajo finamente y agregarlo en el aceite.
10. Vierta la salsa de soja a la mezcla.
11. El apósito con sal y pimienta según el gusto de la temporada.
12. Porción:
13. Mezcla kale y vestirse bien hasta que la col rizada es completamente cubierto por el vendaje.
14. Consejo:
15. Deje que se enfríe en la nevera antes de servir.

Ensalada De Pasta Mediterránea

Perder algunos kilos de grasa no es tan difícil como suena. Hay algunas recetas dieta mediterránea increíble que todo el mundo puede seguir y disfrutar mientras se reducen las grasas adicionales del cuerpo. La ensalada de Pasta mediterránea es una manera muy sencilla y fácil de hacer recetas que pueden prepararse en menos de 30 minutos. Esta ensalada está cumpliendo con lo suficiente como para ser consumida como plato principal. La receta de la ensalada de Pasta mediterránea es como sigue:

Ingredientes:

- Multigrano farfalle: 8 onzas
- Aceite de oliva: 2 cucharadas
- Guisantes: media taza (congelado)
- Queso mozzarella bajo grasa: 8 onzas
- Limón: 1
- ¿Estás • limón: 2 cucharadas
- Pimiento: ¼ taza
- Perejil: ¼ taza

Indicaciones:

1. Para la Pasta:
2. Tome una bandeja llena la mitad de agua y calentar hasta ebullición caliente.
3. Vierta un paquete completo de pasta en agua hirviendo y déjelo hervir hasta que la pasta es suave.
4. Vaciar el agua de la pasta y vierta agua fría sobre él.

5. Sugerencia: Agregue 2 cucharaditas de aceite en pasta para mantenerlo a salvo de pegarse.
6. Aderezo:
7. Tome un recipiente de tamaño mediano.
8. Agregue la ralladura de limón y el jugo de limón junto con aceite de oliva.
9. Utilice un batidor mezclar lo anterior mencionado ingredientes bien.
10. Añadir pimiento para el aderezo y mezclar suavemente.
11. Picar queso mozzarella baja grasa en cubitos y agregarla a la taza.
12. Hervir los guisantes en el colador y añadirlos a la salsa una vez tierna.
13. Mezclar bien todo el vestirse bien.
14. Capas:
15. Tome un plato cuadrado y agregar la pasta cocida en el fondo del asunto. Asegúrese de que la pasta se acoda uniformemente.
16. Suavemente vierte el aderezo sobre la pasta hasta capa.
17. Picar el perejil finamente y rociarlo sobre el vendaje.
18. Consejos:
19. Para reducir el conteo de calorías, puede utilizar pasta de salvado entero en lugar de uno regular

Ensalada De Zanahoria Tunecina

Ingredientes

- 10 zanahorias medianas, peladas y cortadas en rodajas de ½ pulgadas de grosor
- 5 cucharaditas de ajo recién picado
- Sal al gusto
- 2 cucharaditas de semilla de alcaravea
- 1 cucharada de Harissa
- 6 cucharadas de vinagre de sidra
- ¼ taza de aceite de oliva extra virgen
- 1 taza de queso feta desmoronado, dividido
- 20 aceitunas Kalamata deshuesadas, reservando algunas para adornar.

Instrucciones

1. En una cacerola mediana llena de agua, cocine las zanahorias hasta que estén tiernas. Escurrir y enfriar bajo agua corriente fría, luego escurrir de nuevo y colocar en un recipiente.
2. Combinar ajo, sal y semillas de alcaravea en un mortero y moler hasta que se forme una pasta áspera, y luego pulsar la pasta en un procesador de alimentos.

3. Añade Harissa y vinagre al bol con las zanahorias y mézclalo bien. Muele las zanahorias.
4. Añade la mezcla de ajo y alcaravea a la mezcla de zanahoria de Harissa, mezcla bien, y mezcla en aceite de oliva. Añade ¾ taza de queso feta y aceitunas y vuelve a tirar.
5. Coloca la ensalada en un bol poco profundo y adórnala con el resto del queso feta y las aceitunas.

Datos nutricionales:
- Aprox. 138 calorías por porción;
- 7g de proteína,
- 15g de grasa total,
- 5g de grasa saturada,
- 0 de grasas trans,
- 13g de carbohidratos,
- 0 de colesterol,
- 643mg de sodio,
- 17g de fibra

Ensalada Griega Clásica

TIEMPO DE PREPARACIÓN: 20 MINUTOS. HACE 6 PORCIONES

Ingredientes

- ¼ taza de aceite de oliva extra virgen
- 3 cucharadas de vinagre de vino tinto
- 2 dientes de ajo fresco, finamente picados
- 1 cucharada de orégano seco
- Una pizca de edulcorante de hornear bajo en calorías
- Sal y pimienta recién molida a gusto
- ½ cabeza de escarola, triturada
- 6 tomates grandes y firmes, cortados en cuartos
- ½ Pepino inglés, pelado, sin semillas y cortado en rodajas finas
- 1 pimiento rojo mediano, sin semillas y en rodajas
- ½ cebolla roja, en rodajas
- ½ libra de queso griego feta, cortado en pequeños cubos
- 20 aceitunas negras griegas
- ¼ taza de perejil italiano recién picado

Instrucciones

1. Bata el aceite de oliva, el vinagre, el ajo, el orégano, el edulcorante y la sal y la pimienta a gusto, y déjelo a un lado.
2. Combina escarola, tomates, pepino, pimiento, cebolla y queso en una gran ensaladera y mézclalo.
3. Rocía la mezcla de aceite sobre la ensalada y vuelve a mezclarla. Esparza aceitunas y perejil sobre la ensalada y sírvala.

Datos nutricionales:

- Aprox. 268 calorías por porción;
- 23g de proteína,
- 17g de grasa total,
- 7g de grasa saturada,
- 0 de grasas trans,
- 44g de carbohidratos,
- 0 de colesterol,
- 595mg de sodio,
- 3g de fibra

Ensalada César Ligera

TIEMPO DE PREPARACIÓN: 15 MINUTOS. HACE 6 PORCIONES

Ingredientes

- 1 ó 2 manojos de lechuga romana pre-limpiada, hecha en pedazos.
- ½ taza de yogurt natural sin grasa
- 2 cucharaditas de jugo de limón
- 2½ cucharaditas de vinagre balsámico
- 1 cucharadita de salsa Worcestershire
- 2 dientes de ajo recién picados
- ½ cucharadita de pasta de anchoas
- ½ taza de queso parmesano rallado
- 10 pequeñas aceitunas negras sin hueso, picadas

Instrucciones

1. Limpiar y secar la lechuga romana y colocarla en una gran ensaladera.
2. En una licuadora, mezclar el yogur, el jugo de limón, el vinagre, la salsa Worcestershire, el ajo, la pasta de anchoas y ¼ taza de queso parmesano hasta que esté suave.
3. Vierta la mezcla sobre la lechuga y tírala. Adorne con el queso restante y las aceitunas.

Datos nutricionales:

- Aprox. 49 calorías por porción;

- 4g de proteína,
- 1g de grasa total,
- <0.1g de grasa saturada,
- 0 grasas trans,
- 4g de carbohidratos,
- 4mg de colesterol,
- 112mg de sodio,
- 1g de fibra

Ensalada De Berenjena Marroquí

TIEMPO DE PREPARACIÓN: 1 Hr. 20 MINS; HACE 4-6 SERVICIOS

Ingredientes

- 1 berenjena grande sin pelar (alrededor de 1 libra), cortada en cubos
- 3 dientes de ajo fresco, finamente picados
- 5 tazas de agua
- 1 cucharadita de sal
- 3 cucharadas de aceite de oliva extra virgen
- 2 tomates grandes, picados
- 1 cucharadita de comino
- 1 cucharadita de pimentón
- ¼ taza de jugo de limón

Instrucciones

1. En una olla, coloque cubos de berenjena, aproximadamente ⅓ del ajo, agua y sal. Cúbrelo y hiérvelo durante unos 5-10 minutos o hasta que la berenjena esté cocida pero todavía firme.
2. Escurra los cubos en un colador y déjelos enfriar. En una gran sartén, calienta 2 cucharadas de aceite de oliva. Añade los tomates, el ajo restante, el comino y el pimentón. Revuelva mientras se tritura con un

tenedor hasta que la mezcla esté algo suave. Quítalo del calor.
3. Combine los cubos de berenjena con la mezcla de tomate en un recipiente; deje enfriar ligeramente antes de cubrirlos. Refrigerar y enfriar durante unas 2 horas. Antes de servir, agregue el jugo de limón y el resto del aceite de oliva, y revuelva suavemente.

Datos nutricionales:
- Aprox. 128 calorías por porción;
- 1g de proteína,
- 7g de grasa total,
- 1g de grasa saturada,
- 0 grasa trans,
- 13g de carbohidratos,
- 0 colesterol,
- 561mg de sodio,
- 4g de fibra

Ensalada De Atún Tunecino

TIEMPO DE PREPARACIÓN: 20 MINUTOS. HACE 4 PORCIONES

Ingredientes

- 3 tomates maduros grandes, pelados
- 2 pimientos verdes medianos, sin semillas y cortados en anillos finos.
- 1 pepino grande, cortado en rodajas
- 1 cebolla dulce, cortada en rodajas finas y separada en anillos
- 2 huevos duros, sin cáscara y divididos en cuartos.
- 2 cucharadas de jugo de limón fresco
- 2 dientes de ajo fresco, picado
- 2 cucharadas de vinagre de vino tinto
- 1 cucharada de agua
- 1 cucharadita de mostaza de Dijon
- 2 cucharadas de albahaca fresca picada
- ¼ taza de aceite de oliva extra virgen
- 1 lata de 12 onzas de atún blanco envasado en agua, escurrido y dividido en 4 partes iguales
- Sal y pimienta recién molida a gusto
- Alcaparras, enjuagadas y escurridas, para la guarnición
- Aceitunas Kalamata, picadas, para adornar

Instrucciones

1. Divida los tomates, pimientos, pepinos, cebollas y huevos en 4 porciones. En 4 bandejas de ensalada individuales, primero ponemos capas de tomates, luego las cubrimos con capas de anillos de pimiento, rodajas de pepino y anillos de cebolla. Coloca los huevos alrededor de los bordes de las bandejas.
2. En un pequeño tazón, bata el jugo de limón, ajo, vinagre, agua, mostaza y albahaca hasta que esté suave. Poco a poco, bata el aceite de oliva. Vierta el aderezo sobre cada plato de ensalada. Coloque una cucharada de atún en el centro de cada ensalada y añade sal y pimienta al gusto. Adorne con alcaparras y aceitunas.

Datos nutricionales:

- Aprox. 306 calorías por porción; 27g de proteína,
- 17g de grasa total,
- 3g de grasa saturada,
- 0 de grasas trans,
- 13g de carbohidratos,
- 132mg de colesterol,
- 332mg de sodio,
- 3g de fibra

Ensalada Recién Cortada Con Aderezo De Nuez

TIEMPO DE PREPARACIÓN: 20 MINUTOS. HACE 6 PORCIONES

Ingredientes

- 3 tomates medianamente maduros, sin semillas y picados
- 1 pepino mediano, pelado, sin semillas y cortado en cubos
- 1 pimiento verde grande, sin semillas y cortado en cubos.
- 5 cebolletas, finamente picadas
- 1 cabeza de lechuga iceberg
- ¼ taza de hojas de menta fresca, finamente picadas
- 20 aceitunas negras de Kalamata sin hueso
- Para el Aderezo de nuez:
- 2 rebanadas de pan italiano, empapadas en agua, exprimidas y desmenuzadas.
- ¼ taza de nueces con cáscara finamente picadas
- ½ cucharadita de ajo finamente triturado
- ¼ taza de aceite de oliva extra virgen
- Jugo de limón, recién exprimido, al gusto
- Sal al gusto (opcional)
- Salsa de pimiento rojo picante a gusto (opcional)

Instrucciones

1. En un gran tazón para mezclar se combinan los tomates, el pepino, el pimiento verde y las cebolletas. Añada el Aderezo de Nuez y mezcle bien. Añade sal al gusto. Forre una bandeja de servir con hojas de lechuga.
2. Ponga la mezcla de la ensalada sobre las hojas de lechuga limpias y separadas, espolvoree con menta y adorne con aceitunas.
3. Sirva inmediatamente.
4. Aderezo de nueces:
5. En una licuadora o procesador de alimentos, agregue el pan, las nueces y el ajo y mezcle mientras agrega lentamente el aceite de oliva.
6. Añada gradualmente el jugo de limón y bata hasta que la mezcla esté suave. Añada sal y salsa picante al gusto.

Datos nutricionales:

- Aprox. 195 calorías por porción de ensalada más aderezo;
- 4g de proteína,
- 16g de grasa total,
- 1g de grasa saturada,
- 0 grasa trans,
- 13g de carbohidratos,
- 0 colesterol, 227mg de sodio,
- 3g de fibra

Ensalada Española Simple

TIEMPO DE PREPARACIÓN: 10 MINUTOS. HACE 6 PORCIONES

Ingredientes

- 1 bolsa (2 manojos) de lechuga romana limpiada y cortada en trozos del tamaño de un bocado.
- 3 tomates medianamente maduros, cortados en trozos de ¼ pulgadas
- 1 cebolla dulce grande, cortada en rodajas finas
- 1 pimiento verde, sin semillas y cortado en rodajas finas
- 1 pimiento rojo, sin semillas y cortado en rodajas finas
- ¼ taza de aceitunas verdes marinadas picadas y sin hueso
- ¼ taza de aceitunas negras picadas y deshuesadas
- ¼ taza de aceite de oliva extra virgen
- 3 cucharadas de vinagre balsámico
- Sal y pimienta recién molida a gusto (opcional)

Instrucciones

1. Coloque una cama de lechuga romana en 6 platos de ensalada fría. Disponga tomates,

cebolla, pimientos y aceitunas sobre la lechuga en cada plato.
2. Mezcla el aceite de oliva y el vinagre, y rocía la ensalada. Añada sal y pimienta, si lo desea, y sirva.

Datos nutricionales:

- Aprox. 107 calorías por porción;
- 2g de proteína,
- 9g de grasa total,
- 1g de grasa saturada,
- 0 grasa trans,
- 7g de carbohidratos,
- 0 colesterol,
- 145mg de sodio,
- 3g de fibra

Ensalada De Perejil Y Cuscús

TIEMPO DE PREPARACIÓN: 25 MINUTOS. HACE 4 PORCIONES

Ingredientes

- ¼ taza de cuscús
- ¼ taza de agua
- 2 cucharadas de jugo de limón fresco
- 2 cucharaditas de aceite de oliva extra virgen
- ¼ taza de hojas de perejil plano fresco finamente picado
- 2 cucharadas de hojas de menta fresca finamente picadas
- 2 cucharaditas de cáscara de limón
- 2 cucharadas de piñones
- Sal y pimienta recién molida a gusto
- 1 tomate mediano maduro, pelado, sin semillas y cortado en cubos.
- 2 cabezas de escarola belga, se deja para la recolección...
- Redondos de pita de trigo entero, cortados en trozos y tostados hasta que estén crujientes (opcional)

Instrucciones

1. Combine el cuscús con agua y jugo de limón en un tazón mediano y déjelo reposar por 1 hora.

2. Después de 1 hora, agregue aceite de oliva, perejil, menta, cáscara de limón, piñones, y sal y pimienta al gusto. Mezcla bien.
3. Moldea la mezcla de cuscús en un montículo en el centro de una fuente de servir y adórnalo con tomate.
4. Rodéelo con hojas de endibia o cuñas de pita tostada, si lo desea. Servir a temperatura ambiente.

Datos nutricionales:

- Aprox. 120 calorías por porción;
- 5g de proteína,
- 2g de grasa total,
- <0.5g de grasa saturada,
- 0 grasa trans,
- 18g de carbohidratos,
- 0 colesterol,
- 65mg de sodio,
- 9g de fibra

Tortilla De Calabacín

Los calabacines contienen magnesio y nos ayudan a la contracción y relajación de los músculos. También contienen vitamina B9, vitamina A y vitamina C. Contiene calcio que nos ayuda a mantener los huesos fuertes y fósforo para las correctas funciones cerebrales.

Ingredientes

- 6 huevos
- ½ taza de leche
- Sal y pimienta a gusto
- 1 taza de queso Cheddar rallado
- ¼ taza de calabacín picado
- ¼ taza de pimiento rojo picado
- 2 cucharadas de cebolla picada

Indicaciones:

1. Pre-caliente el horno a 375F (190C).
2. Batir los huevos , la leche y agregar sal y pimienta a gusto. Agregar el queso , el calabacín, y la cebolla y mezclar bien.
3. Coloque en una fuente para horno y cocine por 20 o 25 minutos. Puede utilizar una fuente de molletes y hacer 6.

4.

5. Recetas De Sopas

Sopa De Vegetales Tuniciana

Ingredientes
- 2 tazas de frijoles
- 1 tazas de garbanzos
- 3 cuartos de agua
- 2 cucharadas de aceite de oliva
- 1 cebolla picada
- 1 apio picado
- 3 dientes de ajo picado
- 1 taza ½ de caldo de gallina
- ½ taza de puré de tomate
- 2 tazas de pasta (cabellos de ángel)
- Sal y pimienta a gusto

Indicaciones:
1. Remojar los frijoles y los garbanzos en agua durante toda la noche (si quiere puede utilizar garbanzos en lata)
2. El día siguiente cocinar los frijoles en agua durante unos 45 minutos
3. En una sartén a fuego moderado colocar el aceite de oliva y cuando esté caliente agregar la cebolla, el apio y los dientes de ajo.
4. Una vez que las cebollas se vuelvan transparentes agregar el caldo y el puré de tomate y un poco del agua de los frijoles.

5. Revolver los ingredientes, agregar los frijoles y los garbanzos. Revolver
6. Agregar la pasta y cocinar por unos 10 minutos más hasta que la pasta este cocida

Sopa Minestrones Con Zapallos Y Papas

La sopa Minestrones es una sopa de la especialidad de la cocina italiana. En general se añade a la misma un poco de pasta o arroz, sin embargo en general contiene judías, apio, tomates, cebollas y apio. La siguiente sopa Minestrones contiene zapallos, papas y setas blancas.

Ingredientes

- ½ taza de aceite de oliva
- 2 cebollas medianas
- 4 dientes de ajo
- 2 tazas de setas blancas cortadas en trocitos
- 2 papas peladas y cortadas en cuadraditos
- 1 cuarto de caldo de gallina
- 2 zapallos largos cortados en cuadraditos
- Sal y pimienta a gusto

Indicaciones:

1. En una cacerola para sopa colocar el aceite de oliva a fuego moderado.
2. Agregue la cebolla y el ajo y revuelva por unos minutos
3. Añada las setas y suba el fuego. Cocine hasta que las setas eliminen el liquido y el mismo se evapore

4. Agregue las papas, el caldo y sazone con sal y pimienta a gusto. Cocine hasta que las papas estén tiernas.
5. Agregue los zapallitos largos y cocine por unos minutos
6. Sirva

Sopa Pistou

Esta sopa es la versión Francesa de la sopa de verdura.

Ingredientes

- 2 tazas ½ de hojas de albahaca
- 3 dientes de ajo
- 1/3 taza de aceite de oliva
- 2 cucharadas de aceite de oliva (extra)
- 2 tazas de cebollas picadas
- 1 litro ½ de agua
- ¼ cucharadita de pimentón
- Sal y pimienta a gusto
- 1 papa cortada en cuadraditos
- ½ taza de pasta de caracoles
- 2 zapallitos largos cortados en cubitos
- 1 taza de tomate cortado
- ½ taza de queso de cabra cortadito en cuadraditos

Indicaciones:
1. Agregar los ingredientes en una licuadora, mezclarlos hasta que queden uniformes
2. Sirva
3. Este batido puede ser refrigerado por 2 días

Sopa De Habas A La Menta

Esta sopa puede ser utilizada como una entrada o como una comida principal. Recuerde cocinar las habas en una fuente y cuando hierva el agua dejarlas por 10 minutos. Retirar y dejarlas enfriar y luego pelarlas. Las habas ayudan a la salud del corazón, incrementan la memoria y son saciantes. Contienen vitamina B1, cobre, potasio, magnesio y fósforo.

Ingredientes

- 1 kilo y ½ de habas
- ½ taza de aceite de oliva
- 12 chalotes cortados en rodajas
- Jugo de 1 limón
- 4 tazas de caldo de verduras
- Sal y pimienta a gusto
- 2 cucharadas de hojas de menta picadas

Indicaciones:

1. Cocine las habas
2. Caliente el aceite de oliva en una cacerola para sopa a fuego moderado. Agregue los chalotes y cocines por 2 minutos. Agregue las habas, el jugo de limón y el cardo de verduras y cocine hasta que hierva. Baje el fuego y condimente con sal y pimienta.
3. Coloque la mitad de la sopa en un procesador y muela. Coloque esta sopa molida en la cacerola con el resto de la sopa y revuelva bien con una cuchara de madera.

4. Agregue las hojas de menta picadas , refrigere por 1 hora para que se desarrolle el sabor de la menta.

Pavo Asado Con Ajo Y Hierbas

Ingredientes

- Uvas rojas sin semilla - 1 lb.
- Aceite de oliva extra virgen según necesidad
- Sal al gusto
- Pechuga de pavo con hueso - 2 ½ lb.
- Sal al gusto
- 1 cdta. de pimienta inglesa molida
- Pimentón - 1 cdta.
- Pimienta negra molida - 1 cdta.
- Nuez moscada - ½ tsp.
- Ajo - 1 cabeza, picado
- Perejil fresco picado - 1 puñado
- Aceite de oliva extra virgen - ½ taza y más
- Chalotes pequeños - 7 a 8, cortados por la mitad
- Apio - 7 palitos, picados
- Para las uvas

Instrucciones

1. Sazone el pavo con sal y pimienta por ambos lados, incluso debajo de la piel.
2. Precaliente el horno a 450F.
3. Agregue las uvas a una (9 1/2" x 13") bandeja para hornear.
4. Rocíe con un poco de aceite y sazone con sal.
5. Asar en el horno durante 15 minutos. Luego, coloque a un lado en un tazón.
6. Mezcle las especias en un tazón. Sazone el pavo con la mezcla de especias, incluso debajo de la piel.
7. En un recipiente grande, combine ½-taza de aceite de oliva, ajo y perejil.
8. Agregue el pavo en el tazón y cubra bien. También, aplique la mezcla debajo de la piel.
9. Añada el apio y los chalotes a la sartén anterior. Rocíe con aceite de oliva y sazone con sal.
10. Coloque la pechuga de pavo encima.
11. Coloque la rejilla del horno en el tercio inferior del horno precalentado. Coloque la sartén con el pavo.

12. Ase a 350°F hasta que el pavo alcance los 165°F, aproximadamente 45 minutos.
13. Revise el pavo después de 30 minutos. Si está oscureciendo demasiado, cúbralo con papel de aluminio y continúe asando.
14. Añada las uvas de nuevo en los últimos 5 minutos de tostado.
15. Retire el pavo del horno y deje reposar durante 20 minutos.
16. Cortar y ervir.

Datos nutricionales por porción

- Calorías: 328
- Grasa: 23.1g
- Carbohidratos: 26g
- Proteína: 7,4 g

Verduras Asadas Griegas (Briam)

Ingredientes

- Aceite de oliva extra virgen
- Tomates cortados en dados y enlatados con jugo - 1 lata (28-oz.)
- Cebolla roja grande - 1, cortada en rodajas finas
- Patatas doradas - 1 ¼ lb. peladas y cortadas en rodajas finas
- Zucchini - 1 ¼ lb. en rodajas finas
- Sal y pimienta
- Orégano seco - 2 cdtas.
- 1 cdta. de romero seco
- Perejil picado - ½ taza
- Ajo - 4 dientes, picados

Instrucciones

1. Coloque una rejilla en el centro y precaliente el horno a 400F.

2. En un recipiente, coloque los calabacines y las papas rebanadas. Sazone con romero, orégano, sal y pimienta.
3. Agregue una llovizna generosa de aceite de oliva, perejil y ajo. Revuelva para cubrir bien.
4. Vierta ½ de los tomates en dados enlatados en una sartén grande. Extienda para cubrir el fondo.
5. Coloque los calabacines cubiertos, las papas y las cebollas rebanadas en la sartén (sobre los tomates).
6. Cubra con el resto de los tomates cortados en cubitos de la lata.
7. Cubra la sartén con papel de aluminio y hornee en el horno durante 45 minutos a 400°F.
8. Luego retire el papel de aluminio y ase sin tapar hasta que los vegetales estén cocidos, aproximadamente de 30 a 40 minutos.
9. Sacar del horno, enfriar y servir.

Datos nutricionales por porción

- Calorías: 68
- Grasa: 2.6g
- Carbohidratos: 10.6g
- Proteína: 1.7g

Pollo Marroquí

Ingredientes

- Pasas - ¼ de taza
- Albaricoques secos picados - ¼ de taza
- Pasta de tomate - 3 cdas.
- Caldo de pollo bajo-medio - 1 ½ taza
- Almendras tostadas en rodajas
- Ras El Hanout natural - 1 ½ tbsp.
- Canela molida - 1 ½ cdta.
- Pimentón dulce - 1 cdta.
- 1 cdta. de jengibre molido
- Pimienta negra - ½ hasta 1 cdta.
- Para el pollo
- Pollo entero - 3 ½ lb. cortado en 7 a 8 piezas
- sal kosher
- Aceite de oliva extra virgen - 2 cucharadas y más si es necesario
- Cebolla amarilla - 1, picada
- Ajo - 4 dientes, picados
- Cilantro fresco picado - 1 oz.
- Limón - 1 rebanada fina

- Aceitunas verdes sin hueso - ¾ de taza

Instrucciones

1. Combine el Hanout y el resto de las especias para hacer un masaje.
2. Sazone los trozos de pollo con sal y frótelos con la mezcla de especias. Recuerde frotar debajo de la piel. Tape y deje marinar por 2 horas o toda la noche en el refrigerador.
3. Caliente 2 cucharadas de aceite de oliva en una sartén de 12 pulgadas de profundidad.
4. Agregue el pollo (con la piel hacia abajo) y dore por 5 minutos. Luego voltee y dore el otro lado durante 5 minutos.
5. Baje el fuego y agregue el cilantro, el ajo y las cebollas. Tape y cocine por 3 minutos.
6. Luego agregue los albaricoques secos, las pasas, las aceitunas y las rodajas de limón.
7. Mezcle el caldo de pollo y la pasta de tomate en un tazón, luego vierta la mezcla encima del pollo.
8. Aumente la temperatura y cocine a fuego lento por 5 minutos. Luego tape y cocine a fuego medio-bajo hasta que el pollo esté

tierno y bien cocido, aproximadamente de 30 a 45 minutos.
9. Adorne con almendras tostadas y cilantro fresco.
10. Servir.

Datos nutricionales por porción

- Calorías: 374
- Grasa: 21.5g
- Carbohidratos: 16.3g
- Proteína: 31,1 g

Giro De Albóndigas De Pavo Griego Con Tzatziki

Ingredientes

- Pepino rallado - ¼ de taza
- Jugo de limón - 2 cdas.
- Eneldo seco - ½ tsp.
- Ajo en polvo - ½ tsp.
- Sal al gusto
- Pavo molido - 1 lb.
- Cebolla roja cortada en rodajas finas - ½ taza
- Tomate en dados - 1 taza
- Pepino en dados - 1 taza
- Panes planos de trigo integral - 4
- Cebolla roja cortada en dados finos - ¼ de taza
- Ajo - 2 dientes, picados
- 1 cdta. de orégano
- Espinaca fresca picada - 1 taza
- Sal y pimienta al gusto
- Aceite de oliva - 2 cdas.
- Salsa Tzatziki
- Yogur griego natural - ½ taza

Instrucciones

1. En un recipiente, agregue la espinaca fresca, sal, pimienta, orégano, ajo, cebolla roja y pavo molido. Mezcle bien. Luego forme bolas de 1 pulgada con la mezcla.
2. Caliente el aceite de oliva en una sartén.
3. Agregue las albóndigas y cocine hasta que estén doradas por todos lados, de 3 a 4 minutos por lado. Retirar y reservar.
4. Mientras tanto, en un tazón, agregue el jugo de limón, la sal, el ajo en polvo, el eneldo, el pepino y el yogur. Mezcle bien.
5. Montar los giroscopios sobre panes planos.
6. Cubra con la salsa y sirva.

Huevos En El Purgatorio A La Puttanesca

Las aceitunas negras contienen grasas saludables mono insaturadas que reducen el colesterol malo. Contienen fibra, vitamina A y hierro.

Ingredientes

- 1 tomate cortado en cuadraditos
- 4 huevos
- ¼ taza de queso parmesano
- 2 cucharadas de aceite de oliva
- 2 dientes de ajo picados
- ¼ taza de perejil picado
- 2 cucharadas de aceitunas negras cortadas por la mitad (sin carozo)
- 1 cucharada de alcaparras
- 1 filete de anchoa
- 1 cucharadita de oréganos

Instrucciones

1. Caliente el aceite de oliva a fuego moderado una sartén y combine el perejil, el ajo, la anchoa y el orégano, revuelva constantemente por 1 o 2 minutos. Agregue

el tomate y baje el fuego y revuelva constantemente por unos 5 minutos.
2. Con una cuchara de madera haga 4 agujeros en esta salsa y rompa los huevos en cada uno de ellos. Cocine por unos minutos más hasta que los huevos estén cocidos a su gusto. Rocíe con el queso parmesano y sirva.

Focaccia De Romero Y Aceitunas

Ingredientes

- 1/3 taza de aceite de oliva
- 2/3 tazas de aceitunas negras sin carozo
- 2 cucharadas de romero picado
- 1 tazas ½ de harina
- 2 cucharadas de levadura seca
- 1 cucharada de orégano
- 2 cucharaditas de sal
- 1 cucharada de azúcar
- 2 tazas de agua tibia

Instrucciones

1. Pre-caliente el horno a 375F (190C).
2. Mezcle la harina , la levadura, el orégano, el azúcar, aceite de oliva y la sal. Formar una masa y agregar el agua. Cubrir la masa con un repasador tibio y dejarlo por 1 hora.

3. Colocar en una fuente para horno la masa apretando suavemente con los dedos para que quede pareja. O si prefiere arme galletas individuales con las manos (como se muestra en la foto)
4. Presione con los dedos las aceitunas dentro de la masa junto con el romero
5. Cocine por 1 hora.

Molletes Capuchino

Ingredientes

- 1 huevo
- ½ taza de crema
- 1 taza de café expreso
- 2 tazas de harina
- 1 cucharadita de polvo de hornear
- Una pizca de sal
- ½ taza de azúcar marrón

Instrucciones

1. Pre-caliente el horno a 375F (190C).
2. Enmanteque la fuente para molletes
3. Combine en un recipiente la harina, el polvo de hornear y la sal y mezcle bien.
4. Agregue la harina y el azúcar.
5. Bata en un recipiente el huevo y la crema con una batidora de mano
6. Agregue esta crema a la mezcla anterior, agregue el café y revuelva lentamente. Bata todo con la batidora de mano.
7. Cocine por 20 minutos.

Picadillo De Garbanzos

Los garbanzos son una fuente de potasio y ayudan a mejorar la circulación y regular la presión arterial. También ayudan a prevenir artritis y calambres.

Ingredientes

- 1 diente de ajo picado
- ½ taza de caldo de verduras
- 2 huevos
- Pimienta a gusto
- 425 gramos de garbanzos escurridos, enjuagados y secados
- 3 cucharadas de aceite de oliva
- ½ cucharadita de sal
- 2 cucharaditas de pimentón
- 1 cucharada de perejil picado
- 1 zanahoria cortada en cuadraditos
- 1 rama de apio cortada en cuadraditos
- ½ cebolla picada

Instrucciones

1. Calentar 2 cucharadas de aceite de oliva en una sartén a fuego moderado. Agregue los

garbanzos y la sal. Cocine por 10 minutos y revuelva constantemente.

2. Retire los garbanzos de la sartén y colóquelos en un recipiente con el pimentón y el perejil. Revuelva

3. En la misma sartén coloque 1 cucharada de aceite de oliva agregue la zanahoria, el apio, la cebolla y el ajo y sofría por 5 minutos.

4. Incorpore a esta sartén los garbanzos y mezcle bien. Agregue el caldo de verduras, revuelva ocasionalmente y cocine hasta que el caldo se evapore.

5. En una sartén prepare los huevos fritos con aceite de oliva.

6. Sirva los garbanzos con los huevos encima.

Tortilla De Calabacín

Los calabacines contienen magnesio y nos ayudan a la contracción y relajación de los músculos. También contienen vitamina B9, vitamina A y vitamina C. Contiene calcio que nos ayuda a mantener los huesos fuertes y fósforo para las correctas funciones cerebrales.

Ingredientes

- ¼ taza de pimiento rojo picado
- 2 cucharadas de cebolla picada
- 6 huevos
- ½ taza de leche
- Sal y pimienta a gusto
- 1 taza de queso Cheddar rallado
- ¼ taza de calabacín picado

Instrucciones

1. Pre-caliente el horno a 375F (190C).
2. Batir los huevos , la leche y agregar sal y pimienta a gusto. Agregar el queso , el calabacín, y la cebolla y mezclar bien.

3. Coloque en una fuente para horno y cocine por 20 o 25 minutos. Puede utilizar una fuente de molletes y hacer 6.

Gnoquis Con Camarones Y Espárragos

TIEMPO DE PREPARACIÓN: 10 MINUTOS. HACE 4 PORCIONES

Ingredientes

- Sal y pimienta recién molida a gusto
- 2 cucharadas de jugo de limón recién exprimido
- ⅓ taza de queso parmesano rallado
- 1 paquete de 16 onzas de ñoquis envasados al vacío.
- 1 cucharada de aceite de oliva
- ½ taza de chalotas rebanadas
- 4 tazas de espárragos en rodajas (alrededor de 1 libra)
- ¾ taza de caldo de pollo enlatado bajo en sodio y sin grasa
- Camarones grandes crudos - 1 libra, pelados, desvenados, sin cola, picados en trozos grandes.

Instrucciones

1. Poner a hervir 2 tazas de agua en una olla grande. Añade los ñoquis y cocínalos durante 4 minutos o hasta que estén hechos (los ñoquis subirán a la superficie).
2. Quita los gnoquis con una cuchara ranurada, colócalos en un tazón y déjalos a un lado. En una sartén grande, añade aceite de oliva y chalotas. Cocina a fuego medio, revolviendo, hasta que los chalotes empiecen a dorarse, unos 1 ó 2 minutos.
3. Revuelva los espárragos y el caldo. Cúbrelo y cocínalo hasta que los espárragos estén crujientes y tiernos, unos 3-4 minutos.
4. Añade las gambas y sal y pimienta al gusto, luego cúbrelas y déjalas hervir a fuego lento hasta que las gambas estén rosadas y casi cocidas.
5. Añade los ñoquis a la mezcla de camarones junto con el jugo de limón y cocínalos, revolviendo, hasta que se calienten, unos 2 minutos. Retirar del fuego, espolvorear con

queso parmesano y dejar reposar hasta que el queso se derrita, unos 1-2 minutos, y servir.
6. Datos nutricionales
7. Aprox. 358 calorías por porción, 29g de proteína, 7g de grasa total, 2g de grasa saturada, 0 grasas trans, 40g de carbohidratos, 179mg de colesterol, 814mg de sodio, 2g de fibra

Marsala De Cerdo

Ingredientes

- 2 cucharaditas de jugo de limón recién exprimido
- 1 cucharada de perejil fresco picado
- Pasta a su elección
- 6 chuletas de cerdo deshuesadas de corte fino, cortadas en trozos de ¼ pulgadas
- Sal y pimienta recién molida a gusto
- ¼ taza de harina para todo uso, dividida
- 3 cucharadas de aceite de canola/aceite de oliva sin grasas, divididas
- 1 cucharada de aceite de oliva
- 8 onzas de champiñones de botón, en cuartos
- 1 cebolla blanca pequeña, finamente picada
- ¾ taza de vino dulce de Marsala
- ½ taza de caldo de pollo enlatado bajo en sodio y sin grasa

Instrucciones

1. Enjuague las chuletas bajo agua fría y séquelas con toallas de papel. En un pequeño tazón, combine la sal y la pimienta con 3 cucharadas de harina.
2. Reboce ligeramente las chuletas de cerdo en la mezcla de harina, sacudiendo el exceso de harina.
3. Derretir 2 cucharadas de aceite de canola/aceite de oliva untado y aceite de oliva en una gran sartén a fuego medio-alto.
4. Añade las chuletas y cocínalas hasta que se doren, unos 2 minutos por cada lado.
5. Pásalo a un plato, cúbrelo con papel de aluminio y déjalo a un lado. Derretir el resto de la masa en la misma sartén y añadir champiñones, cebolla, sal y pimienta al gusto.
6. Cocina durante unos 8 minutos hasta que los hongos estén suaves y dorados. Añada la harina restante, revolviendo para incorporarla, alrededor de 1 minuto.
7. Bata y cocine hasta que se espese ligeramente, aproximadamente 2 minutos.

8. Añade trozos de cerdo, jugos del plato, jugo de limón y perejil, y déjalo hervir a fuego lento hasta que los ingredientes se calienten y los sabores se hayan unido. Servir sobre la pasta cocida.
9. Datos nutricionales
10. Aprox. 336 calorías por porción, 18g de proteína, 20g de grasa total, 5g de grasa saturada, 0 de grasas trans, 6g de carbohidratos, 51mg de colesterol, 331mg de sodio, 0 de fibra

Pasta Penne Con Pollo En Salsa De Ajo

TIEMPO DE PREPARACIÓN: 10 MINUTOS. HACE 6 PORCIONES

Ingredientes

- ½ taza de albahaca fresca picada
- 6 cucharadas de jugo de limón recién exprimido
- 1 taza de queso parmesano rallado
- 8 dientes de ajo fresco, picado
- ¼ cucharadita de copos de pimiento rojo picante triturados (a gusto)
- 6 cucharadas de aceite de oliva
- 4 pechugas de pollo sin piel y sin hueso (aproximadamente 1½ libras)
- Sal y pimienta recién molida a gusto
- 1 libra de pasta penne de trigo entero
- 1 bolsa (5 onzas) de espinaca bebé

Instrucciones

1. En una pequeña sartén, combine el ajo, las hojuelas de pimiento picante y el aceite de

oliva, cocine a fuego medio hasta que el ajo esté fragante y dorado. Aparta.
2. Enjuague el pollo bajo agua fría y séquelo con toallas de papel. Espolvorear con sal y pimienta.
3. En una sartén grande agregue una cucharada de la mezcla de ajo y aceite y caliéntela a fuego medio-alto hasta que el aceite de oliva comience a humear. Añade el pollo y cocina unos 5 minutos por cada lado hasta que esté bien marrón y bien cocido. Sáquelo de la sartén, déjelo enfriar ligeramente antes de cortar los pechos en rodajas finas y déjelo a un lado. Cocina la pasta según las instrucciones del paquete. Escurrir la pasta, reservando ½ taza de pasta líquida.
4. Devuelva la pasta a la olla y añada el pollo, las espinacas, la albahaca, el jugo de limón, el queso parmesano y el resto de la mezcla de ajo y aceite. Añada el agua de la pasta reservada, como desee, a la salsa fina. Sirve.
5. Datos nutricionales

6. Aproximadamente 583 calorías por porción, 40g de proteína, 22g de grasa total, 5g de grasa saturada, 0 grasas trans 58g de carbohidratos, 80mg de colesterol, 440mg de sodio, 4g de fibra

Pollo Y Arroz Salvaje Con Verduras

TIEMPO DE PREPARACIÓN: 10 MINUTOS. HACE 4 PORCIONES

Ingredientes

- 4 cucharadas de aceite de colza/aceite de oliva sin grasas trans
- 2 tazas de caldo de pollo enlatado bajo en sodio y sin grasa.
- 1½ tazas de vinagre balsámico
- ½ taza de aceite de canola o de oliva
- ½ taza de miel
- ⅓ taza de orégano fresco picado
- ⅓ taza de salvia fresca picada
- ½ cucharadita de comino molido
- 4 pechugas de pollo sin piel y sin hueso (alrededor de 1½ libras)
- 1 taza de arroz salvaje de grano largo
- ½ taza de guisantes frescos o congelados
- ½ taza de maíz fresco o congelado
- ½ taza de apio picado
- 3 cebolletas, en rodajas finas
- Sal y pimienta recién molida a gusto

Instrucciones

1. En una gran bolsa de plástico que se puede volver a cerrar, combina vinagre, aceite, miel, orégano, salvia, comino y pechugas de pollo.
2. Voltee para cubrir el pollo con los ingredientes y refrigérelo por lo menos 3 horas.
3. Cuando el pollo se haya marinado, retírelo con unas pinzas, permitiendo que el exceso de marinado se escurra.
4. Pásalo a un plato y desecha el adobo restante.
5. En una gran sartén, derretir el aceite de colza/aceite de oliva extendido a fuego medio-alto.
6. Añade el pollo y cocínalo hasta que se dore por ambos lados y esté bien hecho (los jugos se aclararán cuando se cocine por completo). Pasa a un plato calentado y cubre con papel de aluminio.

7. En la misma sartén, vierta el caldo, raspando los trozos de pollo sueltos y los goteos para mezclarlos con el caldo.
8. Añada arroz, guisantes, maíz, apio y cebolleta. Poner a hervir, y luego reducir el calor a fuego lento. Revuelva para mezclar los ingredientes, luego cubra y cocine hasta que el líquido se absorba y el arroz esté tierno. Cortar el pollo y servirlo sobre la mezcla de arroz y verduras. Añada sal y pimienta al gusto si es necesario.
9. Datos nutricionales
10. Aproximadamente 518 calorías por porción, 35g de proteína y 14g de grasa total, 3g de grasa saturada, 0 grasas trans, 59g de carbohidratos, 65mg de colesterol, 320mg de sodio, 5g de fibra

Filetes De Pescado

Ingredientes

- 4 filetes de tilapia
- 1 cucharada de aceite de oliva
- Sal y pimienta a gusto
- ½ taza de harina
- 1 huevo batido
- ½ taza de salvado de avena
- ½ taza de pan rallado
- 2 cucharaditas de cebolla en polvo

Instrucciones

1. Colocar la harina en un plato. Coloque los huevos batidos en otro recipiente. En un tercer recipiente colocar el salvado de arena, el pan rallado, la cebolla en polvo y un poco de sal y pimienta
2. Colocar una sartén a fuego moderado con el aceite de oliva. Condimente los filetes con sal

y pimienta y páselos por la harina, luego los huevos batidos y finalmente el pan rallado y sofreír de ambos lados.
3. Se puede servir con ensalada o quínoa.

Ensalada De Pasta Mediterránea

Ingredientes

- 1 taza de ají amarillo cortado en trocitos
- 1 taza de zanahoria rallada
- ½ taza de aceitunas
- 2 tazas de pasta (rigatoni)
- 1/5 taza de mayonesa
- 2 cucharadas de aceite de oliva
- 1 cucharada de jugo de limón
- 1 diente de ajo picado
- Sal y pimienta a gusto
- 1 taza de tomates cherry

Instrucciones

1. Cocine la pasta una vez lista cuele la pasta y deje enfriar.
2. Mezcle la mayonesa, el aceite de oliva , el jugo de limón, el ajo, el pimiento amarillo y

luego agregue la pasta. Agregue los tomates, la zanahoria, y las aceitunas.

3. Mezcle y sirva

Sándwich De Queso Mediterráneo

Ingredientes

- 2 cucharadas de aceitunas negras cortadas en rebanadas
- ½ cebolla
- Un poco de ajo picado
- 2 rebanadas de pan (a gusto)
- 1 cucharada de aceite de oliva
- 60 gramos de queso mozarela rallado
- 30 gramos de queso feta
- 2 tazas de espinaca fresca
- 4 rebanadas de tomate

Instrucciones

1. Calentar en una sartén 1 cucharada de aceite de oliva a fuego moderado. Agregar el ajo y la

espinaca , revolver constantemente por unos minutos.

2. Coloque en un plato 1 rebanada de pan y coloque el queso mozarela, luego el queso feta y la espinaca. Sobre a espinaca coloque los tomates, la cebolla y las aceitunas, finalmente coloque la otra rebanada de pan

3. En una sartén a fuego moderado coloque 1 cucharada de aceite de oliva y cuando esté caliente sofría el sándwich por 2 o 3 minutos y luego delo vuelta y sofría por unos 2 o 3 minutos. Sirva inmediatamente..

Recetas Para La Cena
Salmón Pavés

Ingredientes

- 4 filetes de salmón
- Sal y pimienta a gusto
- 1 cebolla picada
- 2 tazas de arroz salvaje (o arroz a gusto)
- 2 tazas de caldo de verdura
- 1 cucharada de aceite de oliva
- 1 lata de garbanzos drenados y enjuagados
- 2 dientes de ajo picado
- 8 tazas de hojas de espinaca

Instrucciones

1. Precalentar el horno a 400 F (200 C) y enmantecar una fuente para horno de aproximadamente 28 x 20 cm.
2. En una sartén cocinar el arroz a gusto. Mientras tanto en otra sartén a fuego moderado cocinar el aceite de oliva con una

cebolla picada por unos 3 minutos. Agregar los garbanzos, el ajo y condimentar con sal y pimienta. Cocinar por unos 2 minutos más.
3. En la fuente para horno colocar las hojas de espinacas formando un colchón. Luego colocar los garbanzos y encima los filetes de salmón. Incorporar el caldo de verdura (mas o menos 1 taza) . Cocinar por unos 20 o 25 minutos. Si es necesario incorporar más caldo de verdura a gusto.

Pastel De La Isla Creta

Ingredientes

- ½ taza de pan rallado
- taza de queso feta
- taza de queso cheddar
- huevos batidos
- tapas de pasta de hojaldre
- 1 taza de perejil picado
- 1 taza de aceite de oliva
- kilo de espinaca
- cebollas
- 1 pimiento verde
- 1 pimiento rojo
- 1 zapallito cortado en rodajas
- berenjenas cortadas en rodajas
- ½ taza de albahaca
- Sal y pimienta a gusto

Instrucciones

1. Calentar ¾ taza de aceite de oliva en una sartén. Agregar el perejil, la espinaca y la cebolla y cocinar por 5 minutos.
2. Agregar los pimientos, el zapallo . la berenjena, la albahaca , sal y pimienta. Cocinar por 5 minutos
3. Remover del fuego. Colocar la mezcla en un recipiente. Agregar el pan rallado, el queso y los huevos.
4. Pre calentar honro a 350 F
5. Colocar la pata de hojaldre y luego rellenar con la mezcla. Cocinar por 1 horas.

Mesclun Con Pollo

Ingredientes

- Para el Condimento
- 3 cucharadas de crema agria
- 3 cucharadas de mayonesa
- 2 cucharadas de jugo de limón
- 700 gramos de pechugas de pollo deshuesado cortado en trozos
- cucharada de aceite de oliva
- cebolla picadas
- ¼ de taza de almendras picadas
- taza de lechuga
- taza de escarola
- taza de rúcala
- taza de endibia
- hojas grandes de radicheta
- Sal y pimienta a gusto

Instrucciones

1. En una sartén a fuego moderado colocar el aceite de oliva y agregar los trozos de pollo

condimentados con sal y pimienta a gusto. Cocinar por unos 15 minutos hasta que se doren en ambos lados.
2. Mientras tanto colocar en un recipiente la crema agria, la mayonesa y el jugo de limón y mezclar
3. En otro recipiente combinar los trozos de pollo con la cebolla y las almendras. Agregar la lechuga, la escarola, la rúcala, la endibia y la radicheta. Agregar el condimento y mezclar.

Salmón Al Horno Con Salsa De Cilantro Al Ajo

Ingredientes

- Filete de salmón sin piel - 2 lb.
- Sal y pimienta
- Tomate grande - 1 grande, cortado en rodajas
- Lima - ½, en rodajas
- Dientes de ajo - 4 a 6, picados
- Sal
- Cilantro - 1 manojo entero, tallos recortados
- Aceite de oliva extra virgen - ½ taza
- Jugo de 1 lima
- Para el salmón

Instrucciones

1. Precaliente el horno a 425F.
2. Mezcle todos los ingredientes de la salsa en un procesador de alimentos para hacer una salsa.

3. Engrase una bandeja para hornear y coloque el filete de salmón encima. Espolvorear con sal y pimienta.
4. Cubra el salmón con la salsa.
5. Coloque las rodajas de limón y tomate encima del filete de salmón.
6. Hornee por 10 a 12 minutos a 425F.
7. Luego retírelo y cúbralo sin apretarlo con papel de aluminio.
8. Hornear otros 8 minutos más.
9. Servir.

Datos nutricionales por porción

- Calorías: 302
- Grasa: 16.7g
- Carbohidratos: 5.4g
- Proteína: 34,4 g

Albóndigas Griegas Al Horno

Ingredientes

- Orégano seco - ½ tsp.
- Perejil fresco picado - ½ taza
- Sal y pimienta
- Aceite de oliva extra virgen para rocear
- Pan de trigo integral - 2 rebanadas, tostadas
- Leche - ¼ a 1/3 de taza
- Carne molida magra - 1.5 lb.
- Cebolla amarilla pequeña - 1, picada
- Ajo - 3 dientes, picados
- Huevos - 2
- cdta. de comino molido
- Canela molida - ½ tsp.
- Para la salsa roja
- Aceite de oliva extra virgen - 2 cdas.
- Cebolla amarilla - 1, picada
- Ajo - 2 dientes, picados
- Vino tinto seco - ½ taza
- Salsa de tomate en lata - 30 oz.

- Laurel - 1
- Comino molido - ¾ tsp.
- Canela - ½ tsp.
- Azúcar - ½ tsp.
- Sal y pimienta

Instrucciones

1. Añadir el pan tostado en un bol y cubrir con leche para que se remoje. Una vez que esté completamente empapada, exprima la leche y deséchela.
2. En un recipiente, agregue la carne de res, el resto de los ingredientes de las albóndigas y el pan remojado.
3. Amasar para combinar. Tapar y reservar en la nevera.
4. Precaliente el horno a 400F.
5. Mientras tanto, preparar la salsa: calentar el aceite en una sartén.
6. Agregue las cebollas y cocine por 3 minutos.
7. Agregue el ajo y cocine por 1 minuto más.
8. Añada el vino tinto y cocine hasta que se reduzca a la mitad.

9. Agregue la hoja de laurel, la salsa de tomate y el resto de los ingredientes de la salsa.
10. Deje hervir, luego baje el fuego y cocine a fuego lento por 15 minutos.
11. Engrase un molde grande para hornear con aceite de oliva.
12. Retire la mezcla de carne del refrigerador.
13. Mójese las manos y haga albóndigas grandes. Usted debe obtener de 15 a 16 albóndigas.
14. Coloque las albóndigas en la bandeja para hornear y cubra con la salsa.
15. Hornee en la parrilla central del horno hasta que las albóndigas estén bien cocidas, aproximadamente de 40 a 45 minutos. Compruebe una vez y añada agua si es necesario.
16. Retirar y rociar con aceite de oliva.
17. Adorne con perejil y sirva.

Datos nutricionales por albóndiga

- Calorías: 64
- Grasa: 2.7g
- Carbohidratos: 7.5g
- Proteína: 2,2 g

Estofado De Garbanzos Al Estilo Español

Ingredientes

- Almendras tostadas blanqueadas
- Pan cortado en cubos, tostado en aceite de oliva
- Hojas de cilantro fresco
- Aceite de oliva extra virgen - 1 cucharada y más según sea necesario
- Espinaca - 10 oz.
- Almendras escaldadas - 2 ½ oz.
- Pan de trigo integral - 2 rebanadas (sin corteza y cortado en cubos pequeños)
- Ajo - 3 dientes, picados
- Comino molido - 1 ¼ cdta.
- Pimentón ahumado - ½ tsp.
- Pimienta de Cayena - ½ tsp.
- Sal y pimienta
- Vinagre de Jerez - 2 cdas.
- Cebolla pequeña - 1, picada

- Pimiento morrón - 1 pequeño, sin corazón y picado
- Garbanzos en lata - 1 lb. escurridos y enjuagados
- Salsa de tomate - ½ cup
- Para adornar

Instrucciones

1. Caliente el aceite en una sartén.
2. Agregue las espinacas y sofría hasta que se marchiten. Retire del fuego y escurra.
3. Añada más aceite a la sartén y añada el pan y las almendras.
4. Saltee hasta que las almendras estén doradas.
5. Agregue las especias, el ajo, la sal y la pimienta.
6. Cocine hasta que el ajo se coloree.
7. Enfriar la mezcla y luego agregarla a un procesador de alimentos.
8. Agregue el vinagre y pulse hasta que esté pastoso. Deje a un lado.
9. Limpiar la sartén y añadir un poco más de aceite.

10. Agregue el pimiento y la cebolla y sofría hasta que estén tiernos.
11. Añada ½-taza de agua, salsa de tomate y garbanzos. Sazone con sal y pimienta.
12. Deje hervir, luego baje el fuego y cocine a fuego lento por 10 minutos.
13. Añadir la mezcla de pan y las espinacas marchitas a los garbanzos.
14. Revuelva y cocine a fuego lento por 5 minutos. Pruebe y ajuste la sazón.
15. Agregue un poco de vinagre. Adorne con almendras tostadas, pan tostado y cilantro.
16. Rocíe con aceite de oliva y sirva.

Datos nutricionales por porción

- Calorías: 192
- Grasa: 8g
- Carbohidratos: 24.2g
- Proteína: 7,6 g

Sopa De Vegetales Tuniciana

Ingredientes

- ½ taza de puré de tomate
- 2 tazas de pasta (cabellos de ángel)
- Sal y pimienta a gusto
- 2 tazas de frijoles
- tazas de garbanzos
- cuartos de agua
- cucharadas de aceite de oliva
- cebolla picada
- apio picado
- dientes de ajo picado
- taza ½ de caldo de gallina

Instrucciones

1. Remojar los frijoles y los garbanzos en agua durante toda la noche (si quiere puede utilizar garbanzos en lata)

2. El día siguiente cocinar los frijoles en agua durante unos 45 minutos
3. En una sartén a fuego moderado colocar el aceite de oliva y cuando esté caliente agregar la cebolla, el apio y los dientes de ajo.
4. Una vez que las cebollas se vuelvan transparentes agregar el caldo y el puré de tomate y un poco del agua de los frijoles.
5. Revolver los ingredientes, agregar los frijoles y los garbanzos. Revolver
6. Agregar la pasta y cocinar por unos 10 minutos más hasta que la pasta este cocida

Sopa Minestrones Con Zapallos Y Papas

La sopa Minestrones es una sopa de la especialidad de la cocina italiana. En general se añade a la misma un poco de pasta o arroz, sin embargo en general contiene judías, apio, tomates, cebollas y apio. La siguiente sopa Minestrones contiene zapallos, papas y setas blancas.

Ingredientes

- cuarto de caldo de gallina
- zapallos largos cortados en cuadraditos
- Sal y pimienta a gusto
- ½ taza de aceite de oliva
- cebollas medianas
- dientes de ajo
- 2 tazas de setas blancas cortadas en trocitos
- 2 papas peladas y cortadas en cuadraditos

Instrucciones

1. En una cacerola para sopa colocar el aceite de oliva a fuego moderado.

2. Agregue la cebolla y el ajo y revuelva por unos minutos
3. Añada las setas y suba el fuego. Cocine hasta que las setas eliminen el liquido y el mismo se evapore
4. Agregue las papas, el caldo y sazone con sal y pimienta a gusto. Cocine hasta que las papas estén tiernas.
5. Agregue los zapallitos largos y cocine por unos minutos
6. Sirva

Sopa Pistou

Esta sopa es la versión Francesa de la sopa de verdura.

Ingredientes

- ½ taza de pasta de caracoles
- 2 zapallitos largos cortados en cubitos
- taza de tomate cortado
- ½ taza de queso de cabra cortadito en cuadraditos
- tazas ½ de hojas de albahaca
- dientes de ajo
- 1/3 taza de aceite de oliva
- 2 cucharadas de aceite de oliva (extra)
- 2 tazas de cebollas picadas
- 1 litro ½ de agua
- ¼ cucharadita de pimentón
- Sal y pimienta a gusto
- 1 papa cortada en cuadraditos

Instrucciones

1. Agregar los ingredientes en una licuadora, mezclarlos hasta que queden uniformes
2. Sirva

3. Este batido puede ser refrigerado por 2 días

Sopa De Habas A La Menta

Esta sopa puede ser utilizada como una entrada o como una comida principal. Recuerde cocinar las habas en una fuente y cuando hierva el agua dejarlas por 10 minutos. Retirar y dejarlas enfriar y luego pelarlas. Las habas ayudan a la salud del corazón, incrementan la memoria y son saciantes. Contienen vitamina B1, cobre, potasio, magnesio y fósforo.

Ingredientes

- 4 tazas de caldo de verduras
- Sal y pimienta a gusto
- 2 cucharadas de hojas de menta picadas
- kilo y ½ de habas
- ½ taza de aceite de oliva
- 12 chalotes cortados en rodajas
- Jugo de 1 limón

Instrucciones

1. Cocine las habas

2. Caliente el aceite de oliva en una cacerola para sopa a fuego moderado. Agregue los chalotes y cocines por 2 minutos.
3. Agregue las habas, el jugo de limón y el cardo de verduras y cocine hasta que hierva.
4. Baje el fuego y condimente con sal y pimienta.
5. Coloque la mitad de la sopa en un procesador y muela. Coloque esta sopa molida en la cacerola con el resto de la sopa y revuelva bien con una cuchara de madera.
6. Agregue las hojas de menta picadas , refrigere por 1 hora para que se desarrolle el sabor de la menta.

Carne Picada Desmenuzada Con Cuscús De Tomate Y Espárragos

Ingredientes:

- Tres cuartos de taza de salsa de espagueti envasada
- Para servir:
- 4 onzas de vino
- 2 onzas de cuscús seco
- 4 onzas de empanada de carne molida, magra 90% -92%
- 10 lanzas de espárrago
- Aceite antiadherente en aerosol

Indicaciones:

1. Cocinar el cuscús según las instrucciones del paquete.

2. Engrase la empanada de carne y espárragos con aceite de oliva y asar hasta que esté cocido al gusto.
3. Cuando esté cocida, desmenuzar la empanada de carne de res en el cuscús cocido. Picar las lanzas de espárragos y agregar a la mezcla.
4. Cubra con la salsa y sirva con vino.

Pargo A La Parrilla O Halibut

Ingredientes:

- 1/2 de cebolla, cortada en rebanadas redondas
- 1 lata (8 onzas) de tomates cortados en cubitos (sin sal agregada)
- 12 onzas de pargo o mero
- Para servir:
- 1 taza de arroz integral, cocido (media taza por porción)
- Para el postre:
- Jugo de fruta de barra congelada (cantidad límite de 90 calorías)

Indicaciones:

1. Forme un cuenco resistente de 10 pulgadas de diámetro de varios trozos de papel de aluminio, doblando los bordes un poco.

2. Poner los tomates en cubitos en el recipiente de papel aluminio. Coloque el pargo o mero encima de los tomates. Ase hasta que el pescado esté cocido o se desmenuce fácilmente cuando se pruebe con un tenedor. Ase las cebollas en rodajas junto con el pescado y los tomates hasta que estén cocidos.
3. Divida el pescado a la parrilla, los tomates y la cebolla sobre el arroz integral. Servir.
4. Disfrute de una barra de jugos de fruta congelada para el postre.

Pan Plano Con Espinacas Y Feta

Ingredientes:

- pieza de pan pita de 6 1/2 pulgadas, trigo integral
- 3/4 de taza de hojas de espinaca bebé
- cucharadas de queso feta, grasa reducida
- cebollín, picado
- 1/2 cucharadita de jugo de limón
- Pimienta, al gusto
- Antiadherente en aerosol, para cocinar la pita
- Para servir:
- tazas de hojas de espinaca
- Un octavo de taza de cebolla roja, picada
- Un cuarto de taza de calabacín, cortado en dados
- cucharadas de aderezo, con grasa
- cucharadas de piñones, tostados
- Para el postre:
- Paletas de chocolate, ver receta

Instrucciones

1. Abra el pan de pita, coloque el resto de los ingredientes dentro del pan.
2. Engrasar una sartén antiadherente con el aerosol.
3. Coloque el hueso en la sartén y ase a la parrilla por cada lado durante 2 minutos.
4. Servir con las hojas de espinacas con el resto de los ingredientes para servir.
5. Disfrute de un helado de chocolate para el postre.

Orzo Y Vieiras

Ingredientes:

- 2/3 de taza de orzo cocido
- 1/2 de cebolla roja, en rodajas, guarde el resto para la Cena del Día 7
- 1/2 de berenjena, cortada en rodajas, guarde el resto para la Cena del Día 7
- 16 vieiras
- Para la marinada:
- Un cuarto taza aderezo italiano o estilo toscano
- Media taza de jugo de manzana
- Para servir: 4 onzas de vino

Indicaciones:

1. Cocinar el orzo según las instrucciones del paquete.
2. Mezclar los ingredientes del adobo. Divida en dos porciones. Guarde 1 porción para hilvanar las vieiras.

3. Ponga las vieiras en la marinada restante y deje marinar durante 30 minutos.
4. Después de marinar, deseche la marinada de vieiras.
5. Ase las verduras hasta que estén cocidas, rociando con el adobo guardado.
6. Ase las vieiras por unos 2 minutos a cada lado y cepille con el adobo guardado.
7. Coloque encima del orzo verduras a la parrilla y vieiras.
8. ¡Disfrute con vino!

Verduras Asadas Al Estilo Mediterráneo

Ingredientes:

- 1 calabacín en rodajas
- 2 pimientos de cualquier color, rebanados
- Vegetales restantes de la Cena del Día 6 de la Semana 2 (media cebolla roja y media berenjena), en rodajas
- 1 cucharada de aceite de oliva
- 2 cucharadas de humus
- 1-2 cucharaditas de orégano seco
- 1/2 cucharadita de sal
- Batido de pimienta negra

Indicaciones:

1. Poner las verduras en papel de aluminio. Rociar con el aceite de oliva y sazone con el orégano seco, sal y pimienta negra.

1. Envuelva totalmente el papel de aluminio alrededor de las verduras. Ase durante unos 10 minutos cada lado.
2. Servir con la mitad de pita restante del Desayuno del día 7. Ase la pita durante aproximadamente 1-2 minutos y unte con el humus.

Paletas De Leche De Fresa

Ingredientes:

- taza de leche descremada
- cucharada de mezcla de bebida de fresa

Indicaciones:

1. Ponga la leche en un vaso de gran tamaño y agregue la mezcla de bebida de fresa.
2. Vierta la mezcla en 3 moldes para paletas y congele durante la noche. Puede servir las paletas como un postre saludable. Servir 1 y guardar las 2 paletas restantes para los postres del Día 2 y Día 7.

Calabaza Butternut Con Lentejas Y Quinoa

Ingredientes

- Escalpiones - 2, partes blanca y verde, recortados y picados
- Perejil fresco - 1 puñado, picado
- Jugo de limón fresco
- Tejido de almendra en tiras - ½ taza
- Calabaza entera pequeña - 1, pelada y cortada en cubos
- Sal al gusto
- 2 cdtas. de canela molida dividida
- Pimienta de Jamaica - 2 cucharaditas divididas
- Cilantro - 1 cucharadita dividida
- Pimentón - 1 cucharadita dividida
- Comino - ¾ tsp.
- Ajo - 6 dientes, pelados
- Aceite de oliva extra virgen
- Quinua seca - 1 taza, remojada unos minutos, luego enjuagada

- Lentejas negras secas - 1 taza, clasificadas y enjuagadas
- Agua

Instrucciones

1. Precaliente el horno a 425F.
2. Coloque los cubos de calabaza en una bandeja para hornear grande.
3. Sazone con ¼ cdta. de comino, ½ cdta. de pimentón, ½ cdta. de cilantro, 1 cdta. de pimienta de Jamaica, 1 cdta. de canela y sal.
4. Rocíe con aceite de oliva y mezcle.
5. Esparcir la calabaza uniformemente y hornear en la parrilla de molienda durante 15 minutos. Luego retire del fuego, añada el ajo y rocíe con más aceite. Revuelva y hornee antes de otros 10 minutos.
6. Mientras tanto, haga la quinua y las lentejas.
7. Añada 3 tazas de agua y lentejas en una sartén. Sazonar con sal y llevar a ebullición.
8. Luego baje el fuego y cocine a fuego lento de 20 a 25 minutos. Drenar.

9. Cocine la quinua al mismo tiempo de acuerdo a las instrucciones del paquete.
10. Coloque la quinua cocida y las lentejas en un recipiente grande. Sazone con sal y el resto de las especias. Mezcle para combinar. Añadir la calabaza cocida.
11. Agregue los cebollines, el perejil fresco y el ajo picado.
12. Revuelva para mezclar. Rocíe con jugo de limón y aceite de oliva.
13. Mezcle de nuevo. Cubra con almendras tostadas y sirva.

Datos nutricionales por porción

- Calorías: 245
- Grasa: 6.5g
- Carbohidratos: 38.3g
- Proteína: 11 g

Camarones Al Limón Y Ajo Con Guisantes Y Alcachofas

Ingredientes

- Cilantro molido - 1 ½ tsp.
- Comino molido - 1 ½ cdta.
- cdta. de pimienta estilo Alepo
- cdta. de pimentón dulce de espinaca

- Para los camarones
- Camarones o langostinos grandes - 1 lb. (pelado, desvenado, con cola)
- Sal y pimienta
- Aceite de oliva extra virgen - 2 cdas.
- Cebolla pequeña - 1, rebanada
- Dientes de ajo - 6 a 8, picados
- Vino blanco seco - 1 taza
- Jugo de limón fresco - 2 cdas.
- Miel - 2 cdtas.

- Caldo de pollo - ½ taza
- Guisantes congelados - 1 ½ taza, descongelados
- Alcachofas pequeñas - 1 lata (15-oz.), escurridas
- Queso parmesano rallado al gusto
- Perejil fresco picado para adornar

Instrucciones

1. Mezclar las especias en un bol.
2. Coloque los camarones en otro recipiente y sazone con sal y aproximadamente 2 cucharaditas de la mezcla de especias. Ponga los camarones a un lado.
3. Calentar 2 cucharadas de aceite de oliva en una sartén.
4. Agregue las cebollas y sofría por 5 minutos.
5. Agregue el ajo y sofría de 1 a 2 minutos más. No deje que se consuma
6. Añadir el vino blanco y calentar hasta que se reduzca a la mitad.

7. Luego agregue el caldo, la miel y el jugo de limón. Aumentar el fuego y llevar la mezcla a ebullición.
8. Añadir las alcachofas y los guisantes. Sazone con sal y pimienta, y el resto de las especias.
9. Cocine hasta que los guisantes estén bien cocidos, unos 10 minutos.
10. Agregue los camarones y cocine hasta que estén rosados.
11. Retirar del fuego y decorar con perejil fresco y parmesano.
12. Servir.

Datos nutricionales por porción

- Calorías: 323
- Grasa: 8.9g
- Carbohidratos: 24.7g
- Proteína: 29,8 g

Pescado Al Horno Mediterráneo Con Tomates Y Alcaparras

Ingredientes

- Aceite de oliva extra virgen - 1/3 taza
- Cebolla roja pequeña - 1, finamente picada
- Tomates grandes - 2, cortados en cubos
- Ajo - 10 dientes, picados
- Cilantro molido - 1 ½ tsp.
- cdta. de pimentón español dulce natural
- 1 cdta. de comino orgánico molido
- Pimienta de Cayena - ½ tsp.
- Alcaparras - 1 ½ cda.
- Sal y pimienta
- Pasas doradas - 1/3 de taza
- Filete de pescado blanco - 1 ½ lb.
- Jugo de ½ limón
- Cáscara de 1 limón
- Perejil fresco

Instrucciones

1. Caliente el aceite de oliva a fuego medio en una cacerola.

2. Agregue las cebollas y sofría hasta que estén doradas, aproximadamente 3 minutos.
3. Agregue las pasas, alcaparras, pimienta, sal, especias, ajo y tomates.
4. Deje hervir, baje el fuego y cocine a fuego lento por 15 minutos más o menos.
5. Caliente el horno a 400F.
6. Sazone el pescado con sal y pimienta por ambos lados.
7. En el fondo de una fuente para hornear 9 1/2" x 13", vierta ½ de la salsa de tomate cocida.
8. Colocar el pescado encima, añadir el zumo de limón y bromear. Cubra con el resto de la salsa de tomate.
9. Hornee a 400°F durante 15 a 18 minutos, o hasta que el pescado esté cocido.
10. Retirar del fuego y decorar con perejil.
11. Servir.

Datos nutricionales por porción

- Calorías: 308
- Grasa: 17.4g
- Carbohidratos: 13.3g

- Proteína: 27 g

Berenjena A La Brasa Al Estilo Griego

Ingredientes

- Berenjena - 1.5 lb. cortada en cubos
- Sal
- Aceite de oliva extra virgen - ¼ taza, y más si es necesario
- Cebolla amarilla - 1 grande, picada
- Pimiento verde - 1, sin corazón y cortado en cubitos
- Zanahoria - 1, picada
- Ajo - 6 dientes, picados
- Hojas de laurel - 2
- Pimentón dulce - 1 a 1 ½ tsp.
- cdta. de cilantro molido
- Orégano seco - 1 cdta.
- Canela molida - ¾ tsp.
- Cúrcuma orgánica molida - ½ tsp.
- Pimienta negra - ½ tsp.

- Tomate picado - 1 lata (28 onzas)
- Garbanzos - 2 latas (15 onzas), reservar el líquido
- Perejil y menta para adornar

Instrucciones

1. Caliente el horno a 400F.
2. Sazonar los cubos de berenjena con sal y colocarlos en un colador durante 20 minutos. Luego enjuague con agua y seque con palmaditas.
3. Caliente la taza de aceite de oliva en un recipiente grande.
4. Agregue la zanahoria, los pimientos y las cebollas.
5. Saltear durante 2 a 3 minutos.
6. Luego agregue sal, especias, laurel y ajo. Saltear durante 1 minuto.
7. Agregue los garbanzos con el líquido, el tomate y la berenjena. Revuelva para combinar.
8. Llevar a ebullición durante 10 minutos más o menos. Revuelva a menudo.

9. Luego remueva de la estufa y transfiera al horno.
10. Cocine en el horno sin tapar hasta que la berenjena esté completamente cocida, aproximadamente 45 minutos. Compruebe una vez durante la cocción si se necesita más líquido.
11. Retirar del horno y rociar con aceite de oliva.
12. Adorne con hierbas y sirva.

Datos nutricionales por porción

- Calorías: 438
- Grasa: 5.8g
- Carbohidratos: 86g
- Proteína: 19 g

Cazuela De Patatas A La Egipcia

Ingredientes

- Aceite de oliva extra virgen - 2 cdas.
- Cebolla amarilla picada - 1 taza
- Ajo - 3 dientes, picados
- Carne de res molida magra orgánica - 1 lb.
- Pimienta inglesa molida - 1 ½ tsp.
- Cilantro - 1 ½ tsp.
- Pimentón dulce - ½ tsp.
- Sal y pimienta
- Tomate pelado - 1 lata (28 onzas)
- Agua - ½ taza

- Para las patatas
- Patatas doradas - 1 ½ lb. peladas y cortadas en trozos
- Zanahorias grandes - 3, peladas y picadas
- Pimiento verde - 1, sin corazón y cortado en tiras
- Sal y pimienta

- Pimienta de Jamaica - ¾ tsp.
- Cilantro - ¾ tsp.
- Agua
- Perejil fresco picado - ½ taza

Instrucciones

1. Caliente el horno a 375F.
2. Calentar 2 cucharadas de aceite de oliva en una sartén.
3. Agregue la cebolla y sofría hasta que esté translúcida.
4. Luego agregue el ajo y cocine por 30 segundos.
5. Agregue la carne molida y sazone con sal, pimienta y especias.
6. Saltee hasta que se doren por completo.
7. Añadir agua y tomates pelados.
8. Lleve a ebullición, luego baje el fuego. Tape y cocine a fuego lento por 10 minutos.
9. Pruebe y ajuste la sazón.
10. Arregle los pimientos, las zanahorias y las papas en una bandeja para hornear de 9" x 13"

11. Sazone con cilantro, pimienta de Jamaica, sal y pimienta. Mezcle para combinar.
12. Añada ¾ taza de agua y cubra con la salsa de carne.
13. Cubrir con papel de aluminio y hornear durante 30 minutos. Luego retire el papel de aluminio y hornee hasta que las papas estén tiernas, aproximadamente de 10 a 15 minutos.
14. Retirar del horno y cubrir con perejil.
15. Servir.

Datos nutricionales por porción

- Calorías: 280
- Grasa: 9g
- Carbohidratos: 30.6g
- Proteína: 20,6 g

Recetas Para El Almuerzo
Ensalada De Farro

Farro = cebada perlada sin cocer o cebada a medio moler.

Ingredientes

- ¼ taza de vinagre
- 2 cucharadas de menta picada
- 2 cucharadas de albahaca picada
- 3 tazas de agua
- Sal y pimienta a gusto
- taza de farro
- taza de aceitunas sin carozo (verdes o negras)
- ½ taza de cebolla picada
- ½ taza de zanahoria picada
- ½ taza de hinojo picado
- ½ taza de pepino cortadito en cuadraditos
- 1 taza de tomates cortados en cuadraditos
- cucharadas de alcaparras
- cucharadas de ajo molido
- ¼ taza de aceite de oliva

Instrucciones

1. En una cacerola mediana colocar agua y un poco de sal y llevar al hervor. Agregar el farro y cocinar por unos 20 minutos
2. Bajar el fuego y cocinar por unos 10 minutos más
3. En una fuente coloque el farro con el resto de los ingredientes. Condimente con sal y pimienta a gusto y mezcle bien.
4. Sirva

Torta De Vegetales Mediterránea

Ingredientes

- puñado de romero
- puñado de albahaca picada
- Cáscara rallada de 1 limón
- taza de tomates cortados a la juliana
- 450 gramos de berenjenas cortada en rodajas delgadas
- ½ taza de aceite de oliva
- Sal y pimienta a gusto
- chalotes picados
- 450 gramos de zapallos largos sin semilla cortados a la juliana
- 450 gramos de zapallo amarillo sin semilla cortado a la juliana
- dientes de ajo picado
- pimientos rojos , sin semilla cortados a la juliana
- pimientos amarillos, sin semillas cortados a la juliana

- 500 gramos de hojas de espinaca
- 400 gramos de setas cortadas en rodajas
- 400 gramos de queso de cabra (o queso feta o mozarela)

Instrucciones

1. En una sartén a fuego moderado cocine las berenjenas de ambos lados.
2. En otra sartén caliente 2 cucharadas de aceite de oliva y agregue el ajo, los pimientos rojos y cocine por unos 15 minutos revolviendo constantemente. Retire del fuego
3. En una sartén cocine los pimientos amarillos con un poco de aceite de oliva a fuego moderado por unos 10 minutos. Agregue la espinaca y revuelva por unos 5 minutos
4. Retire la espinaca y en la misma sartén agregue 2 cucharadas de aceite de oliva y cocine las setas, condimente con sal y pimienta.
5. En un recipiente coloque el queso, agregue el romero, la albahaca y la cáscara de limón y mezcle bien

6. Rocíe una fuente para horno de unos 20 cm de diámetro con aceite vegetal. Coloque todos los ingredientes en capas. Es decir primero las berenjenas , luego sobre las mismas los zapallos, luego los pimientos amarillos, y así sucesivamente. Cuando termina la primera capa, comienza nuevamente con las berenjenas y así sucesivamente. Trate de formar 3 capas. Una vez terminado tape la fuente para horno y refrigere por 2 días.

Pan Untado Con Crema De Atún

Ingredientes

- 2 latas de atún (170 gramos) colados
- 4 cucharadas de queso crema
- cucharadas de mayonesa
- cucharadas de yogurt griego
- tallo de apio picado
- cebolla de verdeo picada
- cucharada de jugo de limón
- cucharada de eneldo

Instrucciones

1. En un recipiente combine todos los ingredientes y mezcle bien.
2. Corte el pan en rodajas y unte el pan con esta mezcla

Filetes De Pescado

Ingredientes

- 4 filetes de tilapia
- cucharada de aceite de oliva
- Sal y pimienta a gusto
- ½ taza de harina
- 1 huevo batido
- ½ taza de salvado de avena
- ½ taza de pan rallado
- cucharaditas de cebolla en polvo

Instrucciones

1. Colocar la harina en un plato. Coloque los huevos batidos en otro recipiente. En un tercer recipiente colocar el salvado de arena, el pan rallado, la cebolla en polvo y un poco de sal y pimienta
2. Colocar una sartén a fuego moderado con el aceite de oliva. Condimente los filetes con sal y pimienta y páselos por la harina, luego los

huevos batidos y finalmente el pan rallado y sofreír de ambos lados.
3. Se puede servir con ensalada o quínoa.

Ensalada De Pasta Mediterránea

Ingredientes

- taza de ají amarillo cortado en trocitos
- taza de zanahoria rallada
- ½ taza de aceitunas
- tazas de pasta (rigatoni)
- 1/5 taza de mayonesa
- cucharadas de aceite de oliva
- cucharada de jugo de limón
- diente de ajo picado
- Sal y pimienta a gusto
- 1 taza de tomates cherry

Instrucciones

1. Cocine la pasta una vez lista cuele la pasta y deje enfriar.
2. Mezcle la mayonesa, el aceite de oliva , el jugo de limón, el ajo, el pimiento amarillo y

luego agregue la pasta. Agregue los tomates, la zanahoria, y las aceitunas.
3. Mezcle y sirva

Sándwich De Mozzarella Y Tomate

Ingredientes:

- pieza rollo de baguette francés de 6 pulgadas (3 pulgadas de diámetro)
- Un tercio de taza de queso mozzarella con 33% de grasa reducida, rallado
- tomates rojos grandes
- Orégano seco y albahaca seca, para rociar, opcional

Indicaciones:

1. De manera longitudinal, rebana la baguette francesa en dos mitades. Divida el queso entre las dos mitades, espolvoreando sobre los lados cortados.

2. Poner el pan en un horno y hornéelas a 250F durante 4-6 minutos o hasta que el queso se esté empezando a derretir.
3. Mientras tanto, cortar los tomates en rodajas de 1/2 pulgada.
4. Retire del horno la baguette tostada. Si se desea, espolvorear con orégano seco y albahaca seca. Cubra con las rodajas de tomates. Servir.
5. Servir con 1 paleta de leche de fresa reservada para el postre.

Lubina Mediterránea A La Plancha

Ingredientes:

- 1/2 bolsa de rúcula bebé, guarde la otra mitad para el Almuerzo del Día 4
- oreja de maíz
- taza de arvejas con azúcar, cocidas
- cucharaditas de margarina ligera libre de grasas trans
- Plus 1/2 limón
- 1/2 cucharadas de aceite de oliva
- 1/2 cucharada de hojas de orégano fresco, picado
- 1/2 cucharadita de cilantro molido
- 1/2 más 1/4 cucharadita de sal
- lubina entera
- 1/8 cucharadita de pimienta negra molida
- ramita de orégano de buen tamaño
- Para servir:

Indicaciones:

1. Precaliente una parrilla de gas o prepare una fogata de carbón para asar directamente a fuego medio.
2. Mientras tanto, de 1 limón, rallar 1 cucharada de cáscara y exprimir 2 cucharadas de jugo. La mitad de 1/2 limón cortado en gajos y la otra mitad en rodajas.
3. En un tazón de tamaño pequeño, mezcle el cilantro, las hojas de orégano picadas, el aceite de oliva, la cáscara de limón y el jugo y 1/4 de cucharadita de sal.
4. Lave la lubina y séquela con toallas de papel. Usando un cuchillo afilado, cortar 3 barras a ambos lados del pescado.
5. Rocíe el exterior y el interior del pescado con la pimienta y la sal restante. Coloque las ramitas de orégano y las rodajas de limón dentro de la cavidad del pescado.
6. Poner el pescado en un recipiente para hornear de vidrio de 9x13 pulgadas. Frote el exterior del pescado con 1/2 de la mezcla de aceite de oliva. Deje el pescado reposar

durante 15 minutos a temperatura ambiente. Reservar el resto de la mezcla de aceite de oliva para rociar sobre el pescado cocido.

7. Engrase ligeramente la rejilla de la parrilla y coloque el pescado en la bandeja caliente. Cubra y asa el pescado durante aproximadamente 12-14 minutos o hasta que el pescado esté cocido y opaco por completo. El pez está listo cuando la parte más gruesa se descascara fácilmente cuando se prueba con un tenedor. Gire el pescado una vez durante la preparación.

8. Para servir, poner el pescado sobre una tabla de cortar. Usando un cuchillo, moviéndose de la cabeza a la cola, corte a lo largo de la espina dorsal del pez. Deslice un servidor de pastel completo o una espátula de metal debajo de la sección frontal del filete superior y levántelo de la columna vertebral. Pasar a un plato para servir.

9. Saque con cuidado las costillas y la columna vertebral del resto del filete. Deseche los huesos. Transfiera el filete inferior a un

recipiente con tapa y reserve para el almuerzo del día 4.
10. Rocíe los dos filetes con la mezcla restante de aceite de oliva. Sirva el filete superior con rodajas de limón. Refrigere el filete inferior.
11. Servir el filete con la rúcula bebé.
12. Mezcle el maíz y los frijoles dulces con la margarina y sirva a un lado.
13. Disfrute 1 barra de jugo de fruta congelada para el postre.

Pollo Agridulce Mediterráneo

Ingredientes:

- 1/4 de cucharadita de aceite de oliva
- 2 muslos de pollo pequeños, sin piel
- 1/16 cucharadita de sal
- 1/2 diente de ajo
- 1/8 de taza de caldo de pollo
- 1/8 taza de vinagre de vino rojo
- 1/4 cucharadita de maicena
- 1/4 cucharadita de azúcar morena
- 3/16 tazas Higos de misión
- 1/16 tazas de aceitunas para ensalada
- ¼ bolsa de rúcula bebé

Indicaciones:

1. Ponga el aceite de oliva en una sartén antiadherente y caliente. Cuando el aceite esté caliente, agregue el pollo y espolvoréelo con sal; cocínelos durante aproximadamente 17-20 minutos o hasta que estén dorados. Los

jugos de la parte más gruesa se hacen transparentes cuando se perforan con la punta de un cuchillo. Girar el pollo una vez durante la cocción.
2. Mientras tanto, en una taza, mezclar el azúcar, maicena, vinagre y caldo usando un batidor de alambre.
3. Cuando el pollo esté cocinado, transferir el pollo a un plato.
4. Añadir el ajo a la sartén; saltear durante 30 segundos.
5. Revuelva la mezcla de caldo y luego agregue en la sartén; caliente hasta que hierva durante 1 minuto, revolviendo para aflojar los trozos dorados del fondo de la sartén, hasta que la salsa esté ligeramente espesa. Agregue las aceitunas y los higos.
6. Regrese el pollo a la sartén y caliente.
7. Para servir, coloca la rúcula en un plato y coloca la mezcla de pollo sobre la rúcula.
8. Sirva con media taza de arroz integral cocido con 2 cucharaditas de margarina ligera (libre de grasas trans)

9. ¡Disfrute de 4 onzas de vino!

Ensalada De Verano De Camarones Y Albahaca

Ingredientes:

- cucharadita de aceite de oliva
- cucharada de jugo de limón
- cucharadita de albahaca seca o 1/8 taza de albahaca fresca, picada
- 9 camarones de tamaño grande o 12 de tamaño mediano (aproximadamente 3 onzas)
- tazas de lechuga
- Para la marinada de albahaca:
- Un cuarto de taza de vino de vinagre blanco

Indicaciones:

1. Batir los ingredientes de la marinada hasta combinar. Mezcle los camarones con el adobo y dejar macerar durante al menos 30 minutos o durante la noche.

2. Ase los camarones hasta que estén cocidos.
3. Coloque 2 tazas de lechuga. Ponga los camarones a la parrilla en la cama de lechuga y mézclelos en los vegetales para extender el sabor.
4. Sirva con 1 taza de arándanos.
5. Para el postre, sirva la paleta de leche de fresa restante.

Pollo A La Plancha Y Ensalada Griega

Ingredientes:

- 1/2 cucharadita de albahaca seca
- diente de ajo, picado
- Un par de batidos de pimienta negra
- onzas de pechuga de pollo
- cucharadas de aderezo italiano, sin grasa
- 9 patatas pequeñas
- Aceite de oliva en aerosol
- Pizca de pimienta
- Para servir:
- Una y media tazas de lechuga romana
- cucharada de aceitunas negras, rebanadas
- Media onza de queso feta, descremado, desmenuzado
- Para la salsa:
- 1/2 cucharadita de albahaca seca
- cucharaditas de aceite de oliva

Indicaciones:

1. Marinar el pollo con el aderezo italiano durante al menos 30 minutos o toda la noche. Rocíe las papas con aceite de oliva y espolvoree con la pimienta negra.
2. Parrilla el pollo y las papas hasta que se cocinen.
3. Sirva 5 de las papas a la parrilla ahora y reserve 4 para el Almuerzo del Día 2.
4. Batir todos los ingredientes del aderezo hasta combinar.
5. Colocar la lechuga en un plato con las aceitunas, queso feta y rociar con el aderezo.
6. Servir el pollo y las papas con la ensalada.

Sándwich De Queso Mediterráneo

Ingredientes

- 2 cucharadas de aceitunas negras cortadas en rebanadas
- ½ cebolla
- Un poco de ajo picado
- 2 rebanadas de pan (a gusto)
- cucharada de aceite de oliva
- 60 gramos de queso mozarela rallado
- 30 gramos de queso feta
- tazas de espinaca fresca
- rebanadas de tomate

Instrucciones

1. Calentar en una sartén 1 cucharada de aceite de oliva a fuego moderado. Agregar el ajo y la espinaca , revolver constantemente por unos minutos.

2. Coloque en un plato 1 rebanada de pan y coloque el queso mozarela, luego el queso feta y la espinaca. Sobre a espinaca coloque los tomates, la cebolla y las aceitunas, finalmente coloque la otra rebanada de pan
3. En una sartén a fuego moderado coloque 1 cucharada de aceite de oliva y cuando esté caliente sofría el sándwich por 2 o 3 minutos y luego delo vuelta y sofría por unos 2 o 3 minutos. Sirva inmediatamente..

Recetas Para La Cena
Salmón Pavés

Ingredientes

- 8 tazas de hojas de espinaca
- 4 filetes de salmón
- Sal y pimienta a gusto
- cebolla picada
- tazas de arroz salvaje (o arroz a gusto)
- tazas de caldo de verdura
- 1 cucharada de aceite de oliva
- 1 lata de garbanzos drenados y enjuagados
- 2 dientes de ajo picado

Instrucciones

1. Precalentar el horno a 400 F (200 C) y enmantecar una fuente para horno de aproximadamente 28 x 20 cm.
2. En una sartén cocinar el arroz a gusto. Mientras tanto en otra sartén a fuego moderado cocinar el aceite de oliva con una cebolla picada por unos 3 minutos. Agregar los garbanzos, el ajo y condimentar con sal y pimienta. Cocinar por unos 2 minutos más.

3. En la fuente para horno colocar las hojas de espinacas formando un colchón. Luego colocar los garbanzos y encima los filetes de salmón. Incorporar el caldo de verdura (mas o menos 1 taza) . Cocinar por unos 20 o 25 minutos. Si es necesario incorporar más caldo de verdura a gusto.

5.

CPSIA information can be obtained
at www.ICGtesting.com
Printed in the USA
LVHW011444221220
674885LV00016B/1330

9 781990 061943